Iatros Verlag

W0188333

Sabine Waldmann-Brun

Rote Erde

Notizen aus der ärztlichen Arbeit in Afrika

Iatros Verlag

Bibliografische Information der Deutschen Bibliothek
Die Deutsche Bibliothek verzeichnet diese Publikation in der Deutschen
Nationalbibliografie; detaillierte bibliografische Angaben sind im Internet
über http://www.d-nb.de abrufbar.

Bilder und Zeichnungen: Dr. Sabine Waldmann-Brun, VG Bildkunst, Bonn
Herstellung: IATROS-Verlag & Services GmbH, Sonnefeld – Gestungshausen
Druck & Bindung: SDL, Berlin

ISBN 978-3-86963-378-7

Inhalt

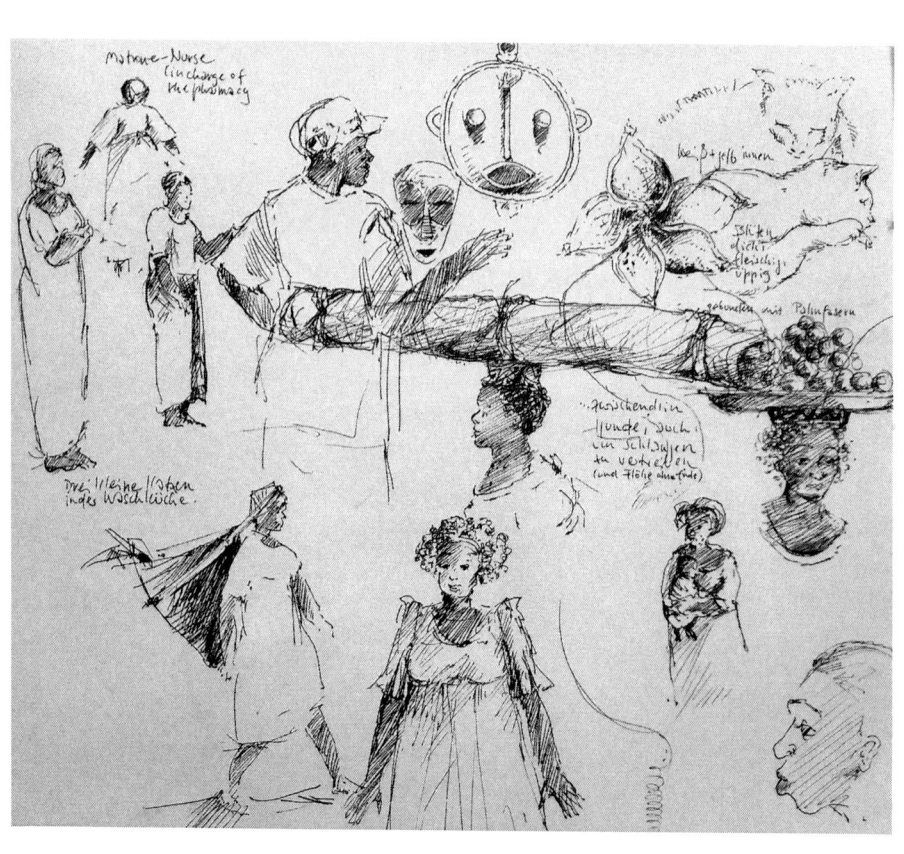

Prolog

Nacht liegt über dem großen Garten des Serabu Hospital-Komplexes; die leuchtende Scheibe des Mondes wirft fahles Licht auf den steinigen Pfad, der durch hohes Gras vom Doctors' House zu den Gebäuden der Stationen und der Funktionsgebäude führt. In der Ferne jault ein Hund, die Grillen zirpen vielstimmig. Die Ärztin, die gerade einen Anruf von der Nachtschwester erhalten hat, dass ein Notfall-Patient eingetroffen sei, macht sich mit der Taschenlampe auf den Weg. Es ist kurz nach Mitternacht. Im Gras blinken zahlreiche Glühwürmchen. Die Ärztin überlegt, ob sie alles dabei hat, was gebraucht werden könnte. Ein Stethoskop zählt zur Grundausrüstung, und da es kein funktionierendes Röntgengerät gibt, ist die klinische Diagnostik essentiell. Das Fachbuch mit den Behandlungsleitlinien hier typischer Erkrankungen kann über Wissenslücken in der Therapie hinweghelfen, die Medikamentenliste bewahrt vor der Verschreibung von Präparaten, die man zwar wie zuhause gern verordnen würde, die es aber hier nicht gibt. Die Wasserflasche schließlich erweist sich als große Freude, wenn man doch, notfallbedingt, zum Operieren im OP landet und dort schwitzend ein paar Stunden verbracht hat, immerhin ist es auch bei Nacht mollige 31 Grad warm.

Der neu angekommene Patient, ein junger Mann von etwa 30 Jahren, krümmt sich vor Schmerzen auf der bereits mit einem Batiktuch bezogenen Matratze. Er hat ähnliche Beschwerden zwar schon öfters gehabt, war aber bisher nicht damit in ärztlicher Behandlung, nun sei auch schwarzer Stuhlgang dazugekommen. In der körperlichen Untersuchung und im Ultraschall finden sich keine Auffälligkeiten außer den Schmerzen im mittleren Oberbauch. Untersuchungsergebnisse und Behandlungsplan werden dem Patient möglichst verständlich erläutert. In einem Gedankenwinkel fragt sich die Ärztin, was wohl der Kranke und seine Angehörigen über die Geschichte mit dem Bakterium denken (sie hat für den weiteren Verlauf aufgrund der geschilderten Beschwerden auch jene Medikamente, die gegen eine Besiedlung mit Helicobacter pylori wirken, verordnet). Die hier häufigen Vorstellungen über das Zu-Stande-Kommen von Krankheiten, über das Wirken der Ahnen oder die Verhexerei durch Feinde liegen dicht unter der von Schulbildung und modernem Leben gestalteten Oberfläche.

Schließlich sind alle Fragen geklärt, die Ehefrau richtet für sich und das Baby ein Lager auf einer Strohmatte neben dem Bett, der Boden ist hart. Die Gegenstände, die sie zur Versorgung ihres Mannes, zum Kochen und Waschen benötigt, verstaut sie unter dem Bett. Die Gestaltung des täglichen Lebens in diesem Teil der Erde ist mühsam.

Die Ärztin schaut noch einmal nach den anderen Sorgenkindern und frisch Operierten auf der Station, aber ansonsten ist alles in Ordnung und Ruhe. Jetzt ist auch der Bereitschaftsdienst aus dem Labor eingetroffen, die Blutwerte sind für afrikanische Verhältnisse sehr gut. Die Nachtschwester, hofft die Ärztin, wird sich melden, wenn sich der Zustand verschlechtert.

Später, in ihrem eigenen Bett unter dem Moskitonetz angekommen, staunt die Ärztin über ein Blinken neben dem Fenster: ein Glühwürmchen hat sich in eine Gardinenfalte verirrt. Bis auf das Zirpen der Grillen ist es nun still. Auch die Hunde haben sich schlafen gelegt.

Was bewegt eine Ärztin aus Deutschland, sich in ein Entwicklungsland zu einem Einsatz wie diesem aufzumachen? Reiselust? Zum Reisen bleibt keine Zeit, da die ärztlichen Mitarbeiter an jedem Tag der Woche 24 Stunden lang erreichbar sein müssen, es sei denn, man nutzt dazu die Tage oder Wochen vor oder nach dem Einsatz. Das schöne Wetter? Das wäre auch anderswo mit weniger Aufwand zu haben. Der Wunsch, die Welt zu verändern? Wer sich für einen Einsatz meldet, wird während einer kurzen, aber fundierten Vorbereitung an mehreren Wochenenden auch darauf hingewiesen, möglichst wenig zu verändern, sondern sowohl den Einsatz der Einheimischen als auch die Struktur des Projekts zu respektieren. Insofern lässt sich der Wunsch nach Weltveränderung nur darin erfüllen, dass man einen kleinen Beitrag zur Kontinuität dieses Projekts leistet.

Als ich zum ersten Mal Afrika von innen erlebte, war ich mit einer in Westafrika arbeitenden Freundin unterwegs. Wir besuchten ihre einheimischen Bekannten und Mitarbeiter und einige davon auch in Krankenhäusern. Der Mangel an gut ausgebildetem medizinischem Personal war an allen Orten zu spüren. In den darauf folgenden Jahren beteiligte ich mich immer wieder einmal als Ärztin an Kurzzeiteinsätzen, einmal an einer längeren Mitarbeit für ein halbes Jahr. Es schien mir durch und durch sinnvoll, damit im Winzigkleinen die Verteilung ein wenig zu verändern: während in Deutschland ein Arzt für ca. 260 Patienten da ist, sind es in vielen Teilen Afrikas um die 30.000 Patienten, die sich einen Arzt teilen müssen. Die gründliche und respektvolle Ausbildung der Hilfsärzte (siehe auch das Kapitel über die Hilfsorganisationen German Doctors und CapaCare) und des Pflegepersonals hilft ein klein wenig, dem Mangel zu begegnen. Wer nicht den Anspruch hat, das große Ganze verändern und verbessern zu wollen, sondern sich an den zahllosen Möglichkeiten freuen kann, im Kleinen etwas zu bewirken, wird die Arbeit auch unter reduzierten und schwierigeren Bedingungen als effektiv und sinnvoll empfinden können. Auch, wenn nicht alles reibungslos funktioniert, auch, wenn man zuweilen in keiner Weise versteht, warum jemand so und nicht anders gehandelt hat, gibt es immer wieder Momente großer Freude, wenn ein bei Eintreffen todkranker Patient fast gesund entlassen werden kann, wenn eine Wunde gut heilt oder ein Baby trotz Komplikationen gesund hat entbunden werden können. Die Gemeinschaft mit den Kollegen und einheimischen Mitarbeitern und nicht zuletzt die Tapferkeit und Geduld der Patienten trösten über vieles hinweg. Viele Projekte habe ich als im Vergleich gut funktionierende Systeme erlebt, in denen es möglich ist, effektiv zu arbeiten, nicht zuletzt durch die Unterstützung vieler sehr motivierter und engagierter einheimischer Mitarbeiter. Ihnen ist diese Sammlung von Wortbildern gewidmet. Namen und Umstände der Patienten sind verändert zum Schutz ihrer Privatsphäre.

Teil I – Sierra Leone

Sechs Wochen Chirurgie im Krankenhaus Serabu
(German Doctors)

Ein Tag in Serabu • Interkulturelle Behandlung • Husten • Ein nächtlicher Notfall • Fatou • Der Buschkuhmann • „Wochenend und Sonnenschein" • James – ein Arbeitsunfall • Lucy • Bücher und andere Spenden • Mary – bei näherem Hinsehen • Mohammed • Peter • Amadou • John • Fatma • Francis und Joseph • Rätsel • Ein Spaziergang zum Schluss • Ecken und Kanten • Ebola

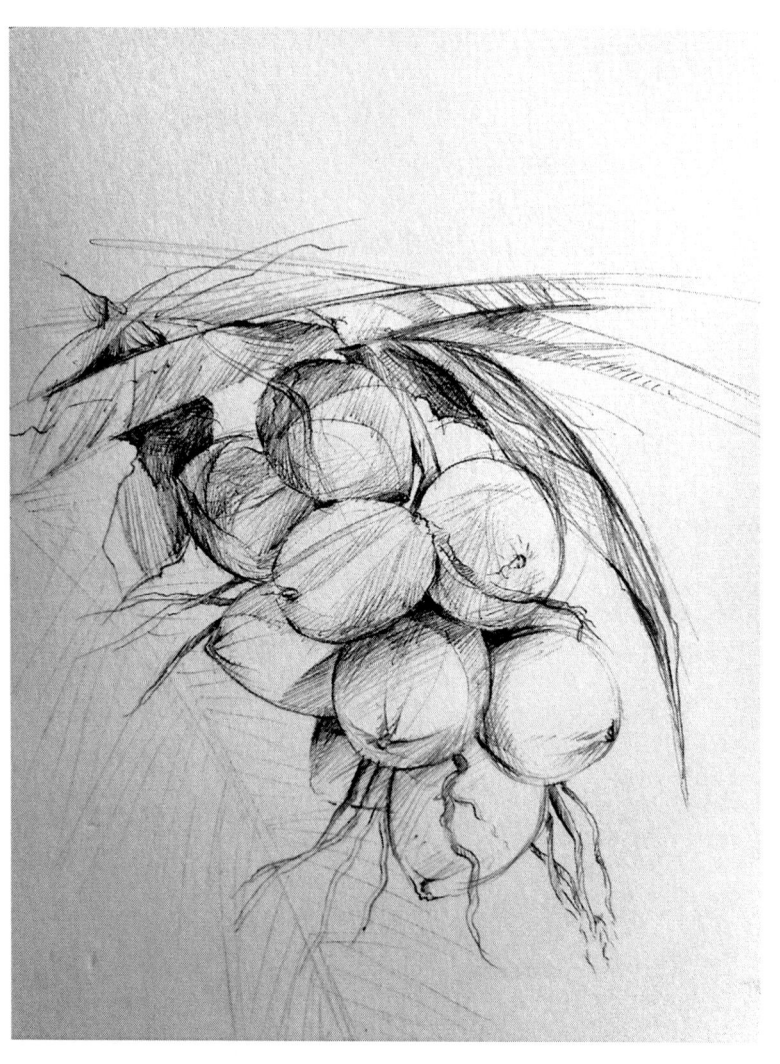

Ein Tag in Serabu

Der Tag beginnt frühmorgens gegen fünf Uhr. Dann ruft von der kleinen Moschee an der Straße her der Muezzin zum Morgengebet. Melodisch klingt sein Ruf, wie ein nachdenkliches, ruhiges Lied und in keiner Weise aggressiv oder fordernd. Der Islam ist in Sierra Leone die am weitesten verbreitete Religion, es gibt aber auch einige Christen und, teils überschneidend, die Naturreligionen. Das Miteinander der Glaubensrichtungen scheint noch friedlich, auch das Krankenhauspersonal vereint Christen und Moslems in naher Zusammenarbeit.

Während in der Dämmerung vielstimmig die Hähne erwachen und verschiedene Vögel ihr Morgenlied anstimmen, arbeitet man sich mehr oder weniger müde, je nach nächtlichem Aktivitätsniveau, aus den Schleiern des Moskitonetzes hervor und bereitet sich für den Tag vor. Im Bad huschen die Schaben in Deckung, wenn das Licht angeschaltet wird und man freut sich, wenn es, wie fast immer, genug Wasser gibt. Die Duschbrause bietet durch einen hinter den Duschkopf geschalteten Ambubeutel einen wohlgezielten Strahl und vertreibt mit kühlem Wasser restliches Müdesein.

Das Frühstück ist jedem selbst überlassen und wird unterschiedlich gestaltet. Während manche Kollegen gar nicht frühstücken, fällt für die anderen die Auswahl nicht schwer. Es gibt, falls vorhanden, eine Sorte Brot (am Vortag frisch gebacken aus

Serabu), Haferflocken in Dosen (aus England), Margarine, Marmelade (mit Früchten aus der Schweiz, in den Vereinigten Arabischen Emiraten hergestellt), Milchpulver, Schmelzkäse (die Sorte mit der freundlichen Kuh), Erdnüsse, Bananen und fast immer Papaya. Es sei denn, gerade ist ein Neuling aus Deutschland mit reichlich Gepäck angekommen, dann ist das Spektrum wesentlich luxeriöser. Und natürlich gibt es oft auch noch Reste vom Mittagessen des Vortags, sodass zuweilen auch Reis oder Couscous zum Frühstück zu haben sind, was aber nicht Jedermanns Sache ist.

Die meisten Kollegen frühstücken auf der Terrasse bei aufgehender Sonne, so etwa um 7:55 Uhr ist gemeinsamer Abmarsch in Richtung Klinik. Vor dem OP findet die Übergabe statt: der Nachtdienst berichtet von den Aufnahmen und wichtigen Ereignissen der Nacht, das OP-Programm für den Tag wird besprochen, etwa zweimal in der Woche gibt es auch eine kleine, auf etwa zehn Minuten begrenzte Fortbildung, die kurz und prägnant ein Thema präsentiert und vor allem zum Training für die CHO's gedacht ist (CHO: Community Health Officer, mit 3-jähriger Ausbildung, die breiterangelegt ist als die Krankenpflege und Diagnostik und Therapie gängiger Erkrankungen beinhaltet), von der aber auch das Ärzteteam profitiert. An Themen ist vieles möglich: Diagnostik und Behandlung von Magengeschwüren, Blutungen in der Schwangerschaft, Wichtiges aus der Wundbehandlung, Malaria-Diagnostik und vieles mehr. Zeigt sich Bedarf zur Vertiefung eines Themas, so wird hin und wieder auch kurzfristig ein Termin für eine Fortbildung im Versammlungsraum angesetzt, zu der das gesamte Krankenhauspersonal eingeladen wird, so zum Beispiel über die Diagnostik der allpräsenten Tuberkulose oder andere wichtige Themen, die alle Arbeitsbereiche berühren. Gibt es auf Station einen interessanten Fall, so wird die Fortbildung zuweilen auch in Form eines Bedside-Teaching durchgeführt, so zum Beispiel mit Vorstellung einer Patientin mit malignem Melanom an der Fußsohle, ein Befund, der nur selten zu sehen ist.

Danach geht es auf die Stationen zur Morgenvisite. Wenn auf der Chirurgie die wegen vieler Verbände meist umfangreiche Visite geschafft ist, geht es in den OP, die anderen Kollegen arbeiten zum Teil in der Ambulanz mit. Zum präoperativen Vorbereiten der Hände gibt es Wasser und Seife und eine kleine Portion Alkohol (surgical spirit), bevor die sterilen Handschuhe angereicht werden. Zwischen den Operationen wirft die Chirurgin, meist zusammen mit dem Auszubildenden, einen Blick auf die von der Ambulanz frisch aufgenommenen chirurgischen Patienten, die vor dem OP auf einer Holzbank warten. Die Befunde dieser Neuankömmlinge können vielfältig sein: vom ausgeschlagenen Zahn über einen Tumor am Hals bis zum eingeklemmten Leistenbruch mit abgestorbenen Darmanteilen ist alles möglich, so kann es auch sein, dass man zwischen zwei Operationen noch schnell einen gebrochenen Arm schienen muss oder eine Wunde näht. Die nicht gehfähigen Patienten, die noch in der Ambulanz liegen oder bereits auf eine Station gebracht wurden, müssen dort angeschaut und im Notfall muss das OP-Programm unterbrochen oder verändert werden. Ist das OP-Programm schließlich beendet, gibt es ab 14:00 Uhr im Doctors' Haus etwas zum Mittagessen. Die beiden schon etwas älteren Hausmänner, Pa Ali und Samba, haben mit vereinten Kräften nach Erledigung der Putzarbeiten und der Wäsche für alle gekocht, selten sind jedoch aufgrund der Notfallversorgung alle gleichzeitig bei Tisch anwesend. Die Begeisterung über das Menü kann recht unterschiedlich sein: die einen, afrikaerfahren, was Bohnen und Maisbrei zu jeder Mahlzeit betrifft und einfach sehr hungrig, sind glücklich über ein durchaus abwechslungsreiches Mahl, die anderen meinen in Erinnerung an den in Deutschland üblichen Speisezettel, man müsste die beiden in Pension schicken und eine versiertere Köchin anheuern. Die einen freuen sich über den Obstsalat zum Nachtisch, die anderen sind enttäuscht, dass es täglich dieselbe Mischung aus Papayas und Bananen ist. Die einen denken, sechs Wochen werden vorübergehen, und für diese Zeit ist dieser afrikanische Speisezettel um so vieles reichhaltiger, als was die Bevölkerung des Landes üblicherweise zu essen hat, die anderen regt schon das Essen mit schwachen, sich verbiegenden Gabeln und wackelnden Löffeln auf, wobei das Maß an Ärger über diese Gegebenheiten eindeutig mit dem Maß an Stress bei der Arbeit korreliert. Nach dem Mittagessen geht es zurück in die verschiedenen Arbeitsbereiche, oft haben sich noch Patienten aus der Ambulanz eingefunden, die auf die Aufnahme oder einen Ultraschall warten, zuweilen gibt es noch auf Station zu tun, und Notaufnahmen kommen sowieso zu jeder Zeit. Der Nachmittag ist offiziell ab 16:00 Uhr frei, aber die Gestaltung der nicht fest definierten Arbeits- oder Freizeit ist unterschiedlich. Während die einen ahnen, die Nacht könnte kurz sein und der OP umtriebig und deshalb die Zeit für eine Mittagspause im Liegen oder auf der Terrasse nutzen, sind andere fleißiger und räumen die Lager mit gespendetem Material um und auf, kümmern sich um Management oder Gestaltung der Arbeitsbereiche oder die weitere Ausbildung der Studenten. Am Abend ist der gemeinsame Treffpunkt die Terrasse und die Runde am Abendbrottisch. Aber auch hier sind wegen der Notfallversorgung nicht immer alle gleichzeitig anwesend und hat man einmal Gäste eingeladen, so kommt bestimmt ein Notfallkaiserschnitt dazwischen, so dass drei Viertel der ärztlichen Gastgeber sich verabschieden müssen. Die nächtliche Runde auf der Terrasse wird zuweilen bis in die Morgenstunden genutzt, um zu plaudern, aber auch, um klinikinterne Probleme zu diskutieren, andere Meinungen über Entdeckungen oder komplexe Krankheitsbilder einzuholen, wobei der Blick in den von Glühwürmchen durchschwirrten Garten und hinauf in den prachtvollen Sternenhimmel entspannt, ebenso wie der Luxus einer Flasche des lokalen Biers, vom Kneipenchef persönlich auf knatterndem Motorrad je nach Verbrauch ein- oder zweimal in der Woche auf Bestellung geliefert. Samstags und sonntags steht am Vormittag die Visite, samstags auch die Mithilfe in der Ambulanz auf dem Plan und wie immer die Versorgung der Notfälle, wenn nötig. Die übrige Zeit lässt sich entweder für Aufbauarbeit und Ordnen oder aber für kleine Spaziergänge in der Nähe, zum Waschen, für das Durchlesen der von Kollegen hinterlassenen Krimisammlung, schlafen, diskutieren, oder für ein Tischtennismatch mit den CHO's nutzen. Und natürlich, die Küche: nachdem unsere Hausmänner am Wochenende nicht da sind, ist Raum für Experimente: mit afrikanischen Zutaten von zuhause gewohnte Gerichte herzustellen, erfreut sich großer Beliebtheit, so hat man mit Milchpulver gekochten Schokoladenpudding entstehen sehen oder auch schwäbischen und anderen Kartoffelsalat, Maultaschen mit vegetarischer Füllung und Currynote, sowie diverse Saucen mit dem einzigen erhältlichen Käse. Auch vieles andere ist möglich, solange man in der Nähe bleibt und im Notfall erreichbar ist, wobei es durchaus Varianten gibt, wie entspannt die Distanz definiert wird, die hierfür erlaubt ist.

Die Nacht kann sich unterschiedlich gestalten, aber immer wieder ist sie unterbrochen von dem Geheul kämpfender Hunde, den Schritten der zu einem Notfall eilenden Kollegen und der aus der Dorfkneipe herüber wehenden, flotten Musik. Wenn endlich alles zur Ruhe gekommen ist, liegt ein feiner Klangteppich von Grillengezirp über dem Gelände, das Sirren der Moskitos endet zuverlässig an der Grenze des Netzes, und mit einem Hauch von Holzfeuerduft in der Nase und dem Telefon neben dem Kopfkissen lässt es sich mehr oder weniger gut einschlafen.

(So gestaltete sich ein Tag noch im Frühjahr 2014, bevor die Ebola-Epidemie vieles veränderte).

Interkulturelle Behandlung

Baby Rose, 35 Jahre alt, Ehefrau und Mutter, ist mit dem Motorradtaxi verunglückt. Bei der Fahrt über die löchrigen Buckelpisten, ohne Helm und Schutzkleidung, ist dies ein häufiger Unfall und oft werden Patienten mit dieser Vorgeschichte eingeliefert. Einzige vorhandene Schutzkleidung sind oft eine Wollmütze, eine normale Brille und eine Winterjacke. Baby Rose hat sich am Auge verletzt (zum Glück nur eine Prellung ohne Sehminderung), am rechten Fuß ist eine tiefe Schnittwunde, am linken Bein ist der Oberschenkel gebrochen. Da der Ehemann der Patientin ein Kran-

kenhausmitarbeiter ist, war es ihnen finanziell möglich, ein Röntgenbild in der nächstgrößeren Stadt erstellen zu lassen, dabei hat
sich gezeigt, dass der Oberschenkelknochen im Schaft gebrochen
ist. Nun liegt sie in einem der kleinen Privatzimmer. Schrauben
oder Nägel zur Fixierung des Knochens gibt es in diesem Krankenhaus nicht, was können wir also tun? Die Wunde wird gereinigt
und verbunden, sie wird gut verheilen. Ein Zugsystem anzulegen,
wäre eine gute und einfache Möglichkeit, damit das Bein in einer
Position fixiert wird, in der es heilen kann, aber die Patientin
möchte auf keinen Fall, dass ein Draht am Unterschenkel durch
den Knochen gelegt wird. Zunächst wird von der Familie die Alter-
nativmedizin angefordert: eine Heilerin stellt sich vor. Die recht
beleibte, etwa fünfzigjährige Lady platziert in geschickter Routine
eine Kräutermischung im Bereich der Haut über der Fraktur und
umwickelt das Bein mit Stoff und Schnüren. Es entsteht ein ca.
50 cm langes Päckchen in Bruchhöhe. Die Patientin ist fürs erste
zufrieden. Die behandelnde Chirurgin kann sich mit dieser Variante einer lokalen Ruhigstellung gut anfreunden, hat allerdings
Bedenken bezüglich der Achsenstellung: im Liegen kippt das Bein
immer wieder zur Seite ab, wodurch zu viel Bewegung über dem
Bruchspalt ist. Es besteht das Risiko, dass sich ein Falschgelenk
bildet. Sie bespricht dies mit der Patientin, zum Glück kann diese
gut Englisch, und so einigt man sich darauf, dass die Fixierung
des Fußes auf einer Schiene eine gute Ergänzung zu dem Werk
der traditionellen Heilerin wäre. Die Ärztin sichtet die Kisten mit
Spenden aus aller Welt und findet eine prächtige Schiene mit
Kunstfellbesatz und drei Klettverschlüssen, um den Fuß in Position zu halten. Dann findet sich noch ein seit vier Jahren abgelaufenes Klammergerät für minimal invasive Darmoperationen
(die an diesem Krankenhaus sowieso nicht durchführbar sind),
das als langer Stiel zur Kippprophylaxe seitlich an der Standfläche
montiert wird. Nun fehlt noch ein Gewicht: die Stationsschwes-
ter schlägt vor, 2 Liter Infusionslösung in Plastikflaschen dafür
zu verwenden. Da die Flaschen in einem Plastikbeutel verpackt
am Fußende hängen, nehmen Sie dadurch keinen Schaden und

werden weiterhin verwertbar sein, ziehen aber das Bein leicht in die Länge. Die Patientin schaut sich erfreut die Konstruktion an, die Funktion der Einzelteile wird erklärt. Das System hat zugegebenermaßen kleine Schwächen, aber das Bein liegt auf diese Weise in guter und stabiler Position, Zehen und Fußgelenke bleiben beweglich und können weiterhin trainiert werden, während die korrekte Achsenstellung erhalten bleibt. Baby Rose strahlt. Auch die Chirurgin freut sich. Ist diese etwas schräge Kombination (off-label-use, Zweckentfremdung und Recycling) aus traditioneller und moderner Medizin ein gelungenes Beispiel für interkulturelle Zusammenarbeit?

Drei Tage später wird die Patientin bei der Visite „ganz ohne" angetroffen: die Heilerin hat die Wickelung entfernt und damit die lokale Stabilisierung. Das Zugsystem wurde zu diesem Zweck abgebaut und nicht wieder fixiert. Baby Rose erklärt, dass die traditionelle Behandlung in verschiedenen, zeitlich begrenzten Phasen ablaufen muss. Wie schade, denkt die Ärztin, dass die lokale Wickelung nicht wenigstens für zwei Wochen beibehalten werden kann. Die traditionelle Medizin ist ein tief verwurzeltes, altes Massiv. Die Berührung der modernen Medizin aus Deutschland mit der traditionellen Medizin scheint zuweilen wie die Spur einer Ameise auf einem Bergrücken. Aber Baby Rose versteht auch die Argumente der deutschen Ärztin. Sie möchte das Zugsystem behalten. Vielleicht, hofft die Chirurgin, wird eine Ruhigstellung in einer Achse ausreichen, mit Glück dazu (denn es gibt keine Medikamente zur Thromboseprophylaxe) und dem Verständnis der Patientin.

Die Wunde am rechten Fuß heilt gut, das Auge schwillt ab und ist nicht beeinträchtigt. Die Heilerin besucht regelmäßig die Patientin und erneuert die Einreibungen mit einer Kräutermischung, die als feines, graugrünes Puder den Oberschenkel bedeckt. Baby Rose behält nun das improvisierte Zugsystem bei und trainiert mit Zehen und Fußgelenk, wenn auch immer wieder einmal der Beutel mit den Gewichten auf der Matratze liegend entdeckt wird und wieder aufgehängt werden muss. Nach drei

Wochen möchte die Patientin nachhause verlegt werden. Das Zugsystem soll sie auf eigenen Wunsch dorthin begleiten. Auch der Ehemann ist zum abschließenden Gespräch anwesend, die Ärztin hofft und wünscht, dass die Kombination dieser ungewöhnlichen Therapieansätze Baby Rose ermöglichen wird, ihr Bein irgendwann in nicht zu ferner Zukunft ohne größere Schmerzen wieder belasten zu können.

Husten

Der 18-jährige Hassan wird von seiner Mutter vorgestellt. Er hat einen starken Husten, vor allem im Liegen heftige Luftnot und Bauchweh. Die erste Untersuchung ergibt kein Atemgeräusch über der rechten Lunge und einen geblähten, leicht druckschmerzhaften Oberbauch. Nun wäre ein Röntgenbild gut, aber da es in Serabu zu dieser Zeit kein funktionsfähiges Röntgengerät gibt, bleibt nur der Ultraschall, um festzustellen, ob es sich im Bereich der Lunge um einen Pneumothorax oder einen Erguss handelt und ob sich im Bauch Auffälligkeiten finden. Der mit der Sonographie einsehbare Bereich zeigt zystische Strukturen am Übergangsbereich von Zwerchfell und Lunge, aber an dieser Stelle keine Flüssigkeit. Was können wir für ihn tun? Hassan kann nicht einmal liegen wegen des Hustens, er sitzt keuchend auf der Matratze, die Mutter stützt den Rücken.

Gut, dass es ärztliche Kollegen gibt. Man berät sich. Da auch der Bauch schmerzt und das Zwerchfell hoch steht, stellt sich die Frage, ob die Ursache im Oberbauch zu finden ist. Im Ultraschall zeigen sich ja auch stark geblähte Darmschlingen im rechten Oberbauch. Eine der Kolleginnen sieht Lufteinschlüsse im Bereich der Darmwand und vermutet einen Darmverschluss. Die Entscheidung, was zu tun ist, fällt nicht leicht, aber um auf der sicheren Seite zu sein, beschließt die Chirurgin schließlich eine Probelaparotomie und die Anlage einer Thoraxdrainage. Im OP hat die

Narkoseärztin ihre Not mit dem so stark hustenden Patienten. Zum Glück zeigt die sofort bei Aufnahme angeforderte und jetzt bereits fertige Laboruntersuchung keinen Anhalt für eine offene Tuberkulose. Im Bauch zeigen sich keine Auffälligkeiten. Nach Naht und Verband wird die Thoraxdrainage gelegt und jetzt zeigt sich, was Hassan geplagt hat: es entleeren sich mehrere Liter Eiter aus dem Bereich, wo eigentlich die rechte Lunge sein sollte. Nach Spülung und Anlage eines Saugsystems wird Hassan auf die Station zurückgebracht. Zum Glück fand sich unter den Spenden noch eine letzte Thoraxdrainage. Zwar ließe sich mit größerem Aufwand, Flaschen, Schläuchen und sterilem Wasser ebenfalls ein Drainagesystem basteln, aber so ist es wesentlich praktischer. Das Saugsystem allerdings ist zur Zeit das einzige funktionierende im ganzen Krankenhaus und muss deshalb bei jeder Operation, auch bei den häufigen Kaiserschnitten, in den OP und danach wieder zurück auf die Station getragen werden. Jetzt wäre es wiederum hilfreich, ein Röntgenbild zu haben, um zu sehen, ob die Drainage richtig liegt, aber man muss sich in diesem Fall auf seine Ohren verlassen und mit dem Abhören begnügen. Es ist tatsächlich ein leises Atemgeräusch zu hören, und so sind die Chirurgin und die Narkoseärztin erstmal zufrieden.

In den nächsten zwei Wochen wird Hassan die Drainage behalten, da es bei dem Versuch, ihn davon unabhängig zu machen, immer wieder zum Verlust des Atemgeräusches kommt. Auch andere kleine Unfälle werden heil überstanden, wie das Umfallen, Auslaufen und fehlerhafte Leeren des Systems und das ständige An- und Abschalten des Sogsystems. Zum Glück aber hält auch der Sauger durch, und endlich ist auch ein zweiter repariert, so dass auch der OP nun unabhängig arbeiten kann. In der dritten Woche schließlich ergibt sich für Hassan die Möglichkeit, mit zwei anderen Patienten zusammen im Sammeltransport in die nächstgrößere Stadt zum Röntgen zu fahren. Die drei Männer klettern mehr oder weniger behände in das Auto: Michael, der sich beim Sturz mit dem Motorradtaxi eine sehr schmerzhafte Knieverletzung zugezogen hat, Jussuf, der bei einem Unfall mit dem Lkw der Minengesellschaft aus dem Auto geschleudert wurde und Schmerzen im Bereich der Lendenwirbelsäule hat und Hassan, der tapfer seine Drainage schleppt. Jussuf ist, was die Kosten für diesen Ausflug angibt, das Glückskind in der Mannschaft: sein Arbeitgeber zahlt alle Kosten, die in Diagnostik und Therapie anfallen. Ein wenig zwiespältig fühlt sich die Ärztin bezüglich des Transports, denn das bei schnellstmöglicher Fahrt vier Stunden andauernde Gerumpel und Geschüttel auf der löchrigen Sandpiste ist für Patienten mit knöchernen Verletzungen nicht in jedem Fall förderlich. Aber die Männer sind stabil, es gibt keine neurologischen Auffälligkeiten und auf anderem Weg lässt sich keine verlässliche Diagnose finden, insbesondere für Michael ist es wichtig zu wissen, ob ein Knochen im Kniebereich gebrochen ist.

Am Abend sind die Männer wieder da und präsentieren ihre Röntgenbilder. Ein erster Blick darauf in der matten Beleuchtung des Stationszimmers zeigt bei Michael, dass der große Unterschenkelknochen gebrochen ist, er erhält nun für einige Wochen eine für afrikanische Verhältnisse luxeriöse Schiene aus dem Bestand der Spenden. Bei Jussuf gibt es keine Auffälligkeiten, auch er hat die Fahrt gut überstanden, ohne dass eine Verstärkung der Schmerzen berichtet wird. So kann man zunächst davon ausgehen, dass es sich lediglich um eine Rückenprellung handelt, so dass er bald entlassen werden kann. Hassans Röntgenbild zeigt, dass die Drainage (vermutlich schon seit Anlage) abgeknickt ist. Sie wird noch am selben Abend ein Stück zurückgezogen. Erfreulicherweise aber ist das Atemgeräusch gut hörbar und wird es auch ohne Sog in den nächsten Tagen bleiben, so dass auch er bald entlassen werden kann. Sein Husten ist verschwunden. Die Familie strahlt und ebenso Hassan, der mit viel Geduld die letzten Wochen hinter sich gebracht hat.

Ein nächtlicher Notfall

Die Nacht ist dunkel, abgesehen von dem prachtvollen Sternenhimmel und dem Blinken der zahlreichen Glühwürmchen. Von der Männerstation hat die Nachtschwester angerufen, eine Neuaufnahme erbreche Blut. Also macht sich die Ärztin auf den Weg durch das weitläufige Krankenhausgelände und hofft, keine Schlange auf dem steinigen Weg zu übersehen. Erst am Morgen hatte einer der CHO's Tipps gegeben, was im Falle einer Begegnung mit den im Garten lebenden Schlangen zu tun sei: man müsse ihnen auf den Kopf treten. Diese Empfehlung war mit eher geringer Begeisterung aufgenommen worden. Die meisten hatten beschlossen, den Tieren einfach aus dem Weg zu gehen.

Auf der Station ist es ebenfalls weitgehend dunkel, die Nachtbeleuchtung bringt nicht mehr als ca. 10 Watt, der Vorrat an Solarenergie ist kostbar. Aber die vier Söhne, die ihren 96-jährigen Vater inzwischen im letzten Bett ganz hinten links im 14-Betten-Saal verstaut haben, sind mit guten Taschenlampen ausgerüstet. Der neue Patient, ein vom Wetter gegerbter, weißbärtiger Mann von schlanker Statur, wird beleuchtet, damit er untersucht werden kann. Das Bett hat ca. 40 cm Höhe, von oben verfängt sich die nützliche Wolke des zusammengebundenen Moskitonetzes in den Haaren der Ärztin. Sechs Personen sind außer ihr noch um das Bett versammelt. Die Nachtschwester hat gute Vorarbeit geleistet und bereits die Vitalparameter erhoben. Der Blutdruck ist ein bisschen niedrig. Wo hat es geblutet? Aus der Nase? Ja, da sind noch Spuren. Der Bauch ist völlig unauffällig, nicht einmal druckschmerzhaft. Das spricht nicht für eine Magenblutung, freut sich die Ärztin. Aber der Patient habe reichlich Blut erbrochen, beteuern die Söhne. Um auf der sicheren Seite zu sein, denkt sich die Ärztin, wäre ein Blutbild und die Bestimmung der Blutgruppe sinnvoll. Viele ihrer afrikanischen Patienten leiden aufgrund der häufigen Malariaerkrankungen an Blutarmut und haben abenteuerlich niedrige Hämoglobinwerte, da kann eine Blutung schon mal gefährlich werden. Der Bereitschaftsdienst des Labors ist telefonisch erreichbar, im Hintergrund erklingt flotte Musik. Er verspricht zu kommen. Der Patient selbst ist jetzt müde und möchte seine Ruhe haben. Es sei schon viel besser. Der Laborant, festlich gekleidet im bodenlangen, bestickten Gewand in Mokkabraun, hat sich kurzzeitig aus einem Fest verabschiedet und ist herbeigeeilt. Die Blutwerte sind für afrikanische Verhältnisse akzeptabel. Der Patient ist stabil, hat einen venösen Zugang und bedankt sich fürs Erste. Er möchte jetzt schlafen. Die Nachtschwester bekommt Besuch von ihrer Babysitterin, die etwas zu Essen vorbeibringt. Die Ärztin begibt sich, von Glühwürmchen umleuchtet, auf den Heimweg ins Doktorshaus.

Fatou

Das Mädchen ist gerade 15 Monate alt. Die Mutter bringt ihr Kind, weil es jammert und nicht mehr essen mag, am linken Oberschenkel und rechten Knie ist eine Schwellung aufgefallen. Die Kinderärztin testet positiv auf Malaria, ordnet die nötigen Medikamente an und ein Antibiotikum. Was sagt die Chirurgin zu den Schwellungen? Diese erinnert sich an andere Schwellungen bei Kindern im Rahmen einer eitrigen Entzündung des Muskelgewebes, sie sieht im Ultraschall jedoch keine Flüssigkeitsansammlung und rät, unter engmaschiger Kontrolle zunächst die Wirkung der Medikamente abzuwarten. Wird das Kind unter Antibiose und Malariamitteln fieberfrei, würde sie auf eine Punktion der Schwellungen verzichten wollen. Dies ist tatsächlich am nächsten Tag der Fall, es scheint eine Besserung eingetreten zu sein. Dann sind die Eltern mit dem Kind plötzlich verschwunden. Wohin sind sie gegangen? Auf den Markt? Nachhause? Niemand weiß es. Die Medikamente können nicht gegeben werden. Die Kinderärztin ist ärgerlich. Auch die Chirurgin hat Bedenken.

Am nächsten Tag ist die kleine Familie wieder da, das Kind ist blass, hat hohes Fieber und ist in deutlich schlechterem Zustand als bei der Erstvorstellung. Die Schwellungen haben zugenommen. Sofort werden die Medikamente wieder gegeben, das Kind erhält Sauerstoff. Die Chirurgin schlägt eine sofortige Probepunktion im OP vor, dabei zeigt sich lediglich schlecht durchblutetes Muskelgewebe, aber kein Eiter. Das Kind ringt um sein Leben, die Eltern sind erschüttert. Ratlos schauen die dunklen Gesichter im Halbdunkel der Neugeborenenstation, nur hier ist zurzeit auf Dauer Sauerstoff zu haben.

Die Kinderärztin wälzt Bücher. Selten gibt es eine virale Muskelentzündung ohne Eiter zum Beispiel durch Coxsackieviren, so in einem amerikanischen Lehrbuch beschrieben. Weitere Diagnostik ist nicht möglich, auch keine Therapie. Die Eltern währenddessen verstehen nicht, dass im OP nur zur Probe punktiert wurde, sie sehen nur einen Verband. Wurde da etwas herausgenommen? Wieso geht es jetzt dem Kind so schlecht? Vorher sei es doch noch besser gewesen? Was haben die Ärzte mit dem Kind gemacht?

Das Kind stirbt. Die Kinderärztin zeigt den Eltern das unversehrte Kind ohne Verbände. Sie müssen mit eigenen Augen sehen, dass im OP nichts gemacht wurde, das den Tod verursacht hat. Hätte die Geschichte anders ausgehen können? Warum sind die Eltern nach einem Behandlungstag gegangen? Wäre die Malaria durchgehend behandelt worden, hätten dann bessere Abwehrkräfte bestanden? Es geht nicht um Schuld. Es gibt nicht auf alles eine Antwort. Die Eltern nehmen das tote Kind mit nachhause.

Der Buschkuhmann

Unruhe auf der Männerstation am Samstagnachmittag: ein Grüppchen Menschen beugt sich über ein Bett. Ein alter Mann ist gerade gebracht worden, der versucht hatte, eine Buschkuh bei den Hörnern zu packen, diese stieß ihm daraufhin die Hörner in den Bauch. Die Chirurgin, die gerade einen ebenfalls als Notfall mit Verdacht auf Blinddarmentzündung eingetroffenen jungen Mann untersucht, kommt ebenfalls dazu, um den Verletzten anzuschauen. Von außen sind nur zwei kleine Stichkanäle im Unterbauch zu sehen, aber der Mann ist nicht mehr bei Bewusstsein, der Blutdruck nicht messbar. Die Chirurgin legt schnellstens einen i.v. Zugang und unter im Schuss einlaufender Infusion wird der Patient in den OP gefahren, wo bereits die Narkoseärztin mit ihrem Auszubildenden und die OP-Schwestern das Nötigste vorbereiten. Während der Operation zeigt sich, dass der Darm an zwei Stellen verletzt ist, Stuhl läuft in die Bauchhöhle, ein Gefäß ist eingerissen, von der hinteren Bauchhöhle her breitet sich ein großer Bluterguss aus. Während der Operation wird die Blutung im vorderen Bauchraum gestillt, der Darm geflickt, alle Organe auf Verletzung kontrolliert, die Bauchhöhle gespült. Der von hinten sich ausbreitende Bluterguss nimmt so stark zu, dass kein Verschluss der Bauchhöhle mittels Naht möglich ist. Die Chirurgin hofft, dass bei steigendem Druck im hinteren Bauchraum die Blutung zum Stillstand kommt und entschließt sich für einen temporären Verschluss mithilfe eines feuchten Bauchtuchs und Plastiküberdeckung. Die Narkoseärztin hat inzwischen zwei Blutkonserven gegeben und will auf weitere Gaben verzichten, Blut ist zu kostbar, als dass man die Vorräte für einen einzigen Patient mit schlechter Prognose aufbrauchen dürfte. Die Angehörigen werden informiert, dass es fraglich ist, ob der Patient die Nacht überleben wird. Sie sind nicht überrascht. Eine der beiden Ehefrauen weint.

Am nächsten Morgen ist der Patient wach und bittet um etwas zu trinken. Er erhält, nachdem zwei Angehörige gespendet haben, eine weitere Transfusion. Der Blutdruck ist passabel. Das ganze Hospital spricht von dem Buschkuhmann. Verschiedene Geschichten über das Ereignis kursieren. Die Einen sagen, das Tier sei von außen in den Garten eingedrungen und habe den Mann bedrängt, eine andere Fraktion kritisiert, in diesem Alter müsse man eben nicht mehr eine Kuh bei den Hörnern packen, der Alte habe sich überschätzt. Am Fenster drücken sich Kinder die Nasen platt, um einen Blick auf den Mann zu erhaschen. Schwestern von anderen Stationen kommen ganz zufällig vorbei und laufen mal eben über die Station und an dem Bett vorbei, wo der prominente Patient liegt. Alle wollen einen Blick auf den Mann werfen, der von einer Kuh so schwer verletzt wurde, dass man den Bauch nicht mehr zunähen konnte.

Zwei Tage später, nachdem der Patient Stuhlgang hatte, kann der Darm wieder in der Bauchhöhle untergebracht werden. Die Chirurgin hofft, dass die Naht, auf der noch reichlich Spannung lastet, auch hält.

Der alte Mann erholt sich langsam, die Naht nässt für geraume Zeit, dann schließen sich langsam die noch feuchten Stellen. Die Chirurgin ist zufrieden. Der Patient erhält reichlich Besuch, ein Enkel wird mit einem roten Plastikfächer zum Kühlung-fächeln am Bett positioniert.

Dann, in einer Nacht, ein Notruf. Der Stationspfleger bittet die Chirurgin, sofort zu kommen. Der Alte sei nicht mehr ansprechbar. Er habe schon am Nachmittag gebeten, zum Sterben nachhause gebracht zu werden. Die Chirurgin untersucht den Bauch und findet außer zu vielen Falten nichts Bedrohliches, anscheinend hat der alte Mann nicht genug getrunken. Und tatsächlich, nach einem Liter Infusionslösung ist der Buschkuhmann wieder präsent und will auch nicht mehr sterben. Was war passiert? Der Patient hatte ein Abführmittel erhalten und daraufhin viermal Stuhlgang gehabt. Der dadurch bedingte Flüssigkeitsverlust hatte ihn kurzzeitig außer Gefecht gesetzt. Ab jetzt geht es wieder bergauf, ein Friseur zur Verschönerung der Frisur wird von der Familie organisiert, und fünf Wochen nach dem Zusammenstoß mit der Buschkuh kann der Patient nachhause entlassen werden.

Wochenend und Sonnenschein

Freitagnachmittag. Die Visiten sind beendet, es stehen keine größeren Operationen mehr an. Das Outpatient-Department ist geschlossen, die CHO's verabschieden sich auf ihre Wochenendausflüge. Die Frauenärztin plant, aus dem alten Brot und den noch vorhandenen Eiern für alle arme Ritter zu backen. Aber um 17:00 Uhr kommt ein Anruf: eine mit dem fünften Kind schwangere Mutter hat sich mit Abgang von grünem Fruchtwasser vorgestellt. Schnell in den OP zum Kaiserschnitt! Da die CHO's auf Reisen sind, assistiert die Chirurgin, nachdem sie vorher noch schnell auf der Männerstation das einzige Absauggerät geholt hat, es muss dort gerade eine Thorax-Drainage bei einem jungen Mann unterstützen.

Die Kinderärztin nimmt das Neugeborene im OP in Empfang. Beim Zurückbringen des Absauggeräts auf die Station fällt der Chirurgin der zunehmend schlechte Zustand eines mit heftigem Husten und Leistenbruch am Vormittag aufgenommenen Patienten auf. Die gesamte Lunge klingt wie am Morgen feucht, nun aber hat er auch noch starke Bauchschmerzen. Die Chirurgin vermutet eine Darmeinklemmung durch den beim Husten jetzt noch höheren Druck auf den Leistenbruch. Die Laboruntersuchungen liegen noch nicht vollständig vor, aber sie beschließt, den Patient lieber sofort zu operieren als einen abgestorbenen Darmanteil zu riskieren und trägt das Absauggerät wieder zurück in den OP. Die Frauenärztin assistiert, die immerhin schon geschlagenen Eier für die armen Ritter müssen noch ein wenig in der Küche warten. Im OP zeigt sich eine umfangreiche Darmeinklemmung mit beginnender Durchblutungsstörung, die jedoch nach Befreiung des Darms wieder rückläufig ist. Um 23:30 Uhr wird der Patient auf die Station gebracht, zusammen mit dem Absauggerät. Der junge Mann blinzelt nur müde, er kennt jetzt schon das Hin und Her mit der Saugvorrichtung.

Die armen Ritter, inzwischen von der Kinderärztin gebraten, warten auf dem Wohnzimmertisch, aber die Köchin selbst ist gerade unterwegs zu einem Kindernotfall. Gerade überlegt sich die Chirurgin, ob sie sich allein an den Tisch setzen soll, wo sind eigentlich die anderen alle, da ruft die Frauenärztin an, es hat sich eine Drittgebärende mit Geburtsstillstand seit vielen Stunden eingefunden. Das Team wird zusammentelefoniert, das Absauggerät geholt und die armen Ritter mit einem Teller abgedeckt, jetzt ist nicht Zeit, in Ruhe zu essen. Um 2:15 Uhr sind alle fertig, das Baby gut angekommen, die Absaugung wieder angeschlossen auf Station, die armen Ritter aber würden um diese Zeit eher schwer im Magen liegen und werden im Kühlschrank verstaut.

Samstagmorgen, 7:30 Uhr, die Sonne scheint. Alle sind müde, aber es hilft nichts, die Visite steht an, zahlreiche Verbände, Neuaufnahmen, und eine Wundversorgung wartet im OP. Aber später dann, denkt sich die Chirurgin, ab 12:00 Uhr, kann ja vielleicht das Wochenende beginnen. Ein armer Ritter zum Frühstück stärkt jetzt ganz gut und hält vermutlich länger vor als das auch nicht schlechte, aber eben nicht sehr nahrhafte Weißbrot. Um 11:00 Uhr stellen sich zwei Patienten vor, die Chirurgin wollte sich gerade OP-fertig machen und für die Wundversorgung waschen gehen. Der erste, mit stolzen 24 Lipomen am linken Unterarm, die seit mehr als zehn Jahren bestehen, wird gebeten, am Montag wieder zu kommen, er ist aus dem Dorf und hat es nicht weit. Der zweite ist in schlechtem Zustand, erbricht, in der linken Leiste zeigt sich eine stark druckschmerzhafte Schwellung. Also wieder ein eingeklemmter Leistenbruch, der sofort versorgt werden muss. Mäßige Begeisterung im OP, auch die Schwestern sind noch müde, vor allem die Assistierende hat zurzeit Dauerbereitschaftsdienst, weil ihre Kollegin für eine Woche zu einer Beerdigung gefahren ist. Aber erstmal liegt der Patient zur Wundversorgung auf dem Tisch. Danach eilt die Chirurgin zum Doctors' House, um in Windeseile noch einen armen Ritter zu essen und einen Liter Wasser zu trinken, immerhin ist es draußen jetzt 32° heiß und nur im OP gibt es eine Klimaanlage. Der eingeklemmte Leistenbruch erweist sich als ein größeres Projekt: ein Darmanteil ist schwarz nach zu langer Einklemmzeit, so muss ein Stück entfernt und die verbleibenden Enden in vorsichtiger Kleinarbeit wieder zusammengesetzt werden. Währenddessen beatmet die allgemeinmedizinische Kollegin im provisorischen Aufwachraum mit dem Beutel den Patient nach Wundversorgung, der einen Narkoseüberhang hat und noch nicht selbstständig atmen kann.

Nachdem auch dieser Leistenbruch fertig versorgt ist, bringt die Chirurgin das Saugsystem zurück auf Station. Der Patient mit Husten und gestern eingeklemmtem Bruch ist verschwunden. Was ist passiert? Die Laboruntersuchung hat eine offene Tuberkulose ergeben, er ist in ein Isolierzimmer verlegt worden. Die Chirurgin verabschiedet sich für einen Pause. Das Bedürfnis, eine Runde zu schlafen ist größer als das, einen letzten armen Ritter zu essen. Aber etwas zu trinken braucht es vorher noch. Auf dem Weg zum Doctors' Haus erfreut noch ein Blick auf die heute frisch aufgeblühten, sattgelben Blüten am Wegrand. Von der Dorfkneipe her schwebt beschwingte Musik herüber. Die Sonne neigt sich rund und rot zum Untergehen, die Insekten summen. Noch ist es heiß. Ab ins Bett.

James – ein Arbeitsunfall

James wird von zwei Kollegen seiner Arbeitsstelle gebracht. Die linke Hand ist mit einem blutigen Lappen umwickelt. Die Männer erzählen, dass er mit den Fingern in eine Maschine geraten ist, der genaue Mechanismus und um welche Maschine es sich handelte, ist offenbar schwierig zu beschreiben. Nach einem Blick unter den Verband entscheidet die Chirurgin, dass die Wunden sofort im OP versorgt werden müssen, der 4. und 5. Finger sind zerfetzt und voller Erde. James wirkt trotz allem ruhig, die Schmerzen scheinen durch den Schreck wie ausgeblendet. Im OP wird, nachdem der Patient schläft, zunächst mit viel Wasser versucht, die rote Erde aus den Wunden herauszuwaschen. Eine große Plastikschüssel steht auf dem Boden, der Anästhesie-Pfleger holt Wasser und dann wird in Ermangelung einer Dusche von oben gegossen, während die Ärztin die teilweise schon eingetrocknete Erde entfernt. Dabei zeigt sich, dass Knochen und Weichteile der letzten beiden Finger so stark zersplittert und zerstört sind, dass nur die Amputation bleibt. Der dritte Finger ist gequetscht und aufgeplatzt, wird sich aber reparieren lassen und hoffentlich gut erholen. Nach der Entfernung der beiden letzten Finger und dem Adaptieren der Haut wird der Patient verbunden, erhält eine Schiene, und auf Station bastelt die Chirurgin mit ein paar Schnüren eine Vorrichtung, in der der Unterarm mithilfe eines Infusionsständers hoch gelagert werden kann. Die beiden amputierten Finger, im OP in ein Tuch eingeschlagen, werden dem Bruder des Patienten gezeigt und überlassen, damit auch James, wenn er wieder wach ist, sehen kann, warum man die Weichteile nicht hat retten können. Es ist wichtig, dass gerade bei Amputationen sowohl der Patient als auch die Familie verstehen, warum man Körperteile abgenommen hat. Viele Patienten kommen nach Unfällen mit Verletzungen nicht in die Klinik, weil sie fürchten oder gehört haben, dass der weiße Doktor gerne amputiert. Dies wiederum führt dazu, dass Verletzungen unversorgt bleiben, sich infizieren und die Patienten schließlich in so schlechtem Zustand kommen, dass dann tatsächlich nur noch die Amputation möglich ist. Auch deshalb versucht die Chirurgin, den Patienten genau zu erklären, was warum gemacht wird und weiß doch, dass die afrikanischen Schlussfolgerungen, warum etwas geschah und was daraus zu folgen hat, ganz andere sein können. Auch von Seiten des einheimischen Personals ist es in der Klinik üblich, Patienten und Angehörigen zu zeigen, was operiert worden ist. Der Bruder von James sieht sich die abgenommenen Finger an, nickt ernst und versteht.

Am nächsten Morgen bei der Visite ist James wach und gefasst, auch er hat inzwischen die abgenommenen Finger angesehen. Die Schmerzen sind erträglich, das Schmerzmittel ausreichend.

Er fragt, ob er ein wenig hinausgehen kann. In den nächsten Tagen wird er viel Zeit im Garten verbringen, selbstständig seinen Arm hoch lagern und jeweils zu den Zeiten, wenn das Antibiotikum als Infusion angeordnet ist, wieder an seinem Platz sein. Am vierten postoperativen Tag steht der erste Verbandswechsel an. Am Morgen trifft die Chirurgin den Patient in heller Aufregung. Die zuständige Schwester und der Pfleger aus dem Nachtdienst liefern sich mit James ein lautstarkes Wortgefecht. Es braucht eine Weile, bis die Ärztin versteht, worum es geht: der Pfleger aus dem Nachtdienst, der mit Patienten üblicherweise recht autoritär umgeht, hat, nachdem der venöse Zugang am Unterarm nicht mehr durchgängig war, einen neuen gelegt, diesmal in der Armbeuge, was der Patient als sehr schmerzhaft empfand. James, der genug damit zu tun hat, den Verlust der Finger zu verarbeiten und die Schmerzen an der Hand in den Griff zu bekommen, hatte sich lautstark beschwert: die Patienten in den Betten in seiner Nähe trugen ja auch ihre venösen Zugänge am Unterarm, nicht aber in der Armbeuge. Der Pfleger aus dem Nachtdienst, nicht willens, seine Autorität untergraben zu lassen, staucht den Patient verbal zusammen. Die zuständige Schwester unterstreicht die Autorität des Pflegers, nun fühlt sich James gänzlich unterlegen und machtlos. Die Ärztin versucht, das Gespräch auf einen ruhigeren Level zu bekommen, zum Glück spricht der Patient Englisch, aber das Geschrei zwischen Pflegenden und James hält noch eine Weile an. Die Schwester schimpft lautstark, dass er die Anordnungen nicht achte, der Patient ist inzwischen völlig außer sich, zittert und ist den Tränen nahe. Schlechte Voraussetzungen für einen ersten Verbandswechsel, denkt sich die Ärztin.

Zuweilen hilft ein Ortswechsel. Sie bittet den Patient in den Verbandsraum. Die Schwester, die zur Assistenz mit hinein kommt, muss versprechen, den Patient nicht anzuschreien. Dann sitzt James auf der Liege im Verbandsraum. Die große Angst vor dem, was kommen könnte, ist ihm deutlich anzusehen. Die Ärztin erklärt ihm, was sie machen möchte. „Hab keine Angst", sagt sie wie zu einem Kind, „wenn es anfängt weh zu tun, sag Bescheid, dann tun wir etwas dagegen". Der junge Mann wirkt in diesem Moment wirklich wie ein Kind, das einfach nur getröstet werden möchte. Da James unbedingt den Zugang aus der Armbeuge entfernt haben will, wird das Antibiotikum für die verbleibende Zeit in Tablettenform angeordnet. Selbst die Entfernung des Pflasters über der Kanüle ist eine Kunst, weil James so große Angst hat dass er bei der geringsten Berührung bereits zusammenzuckt. Aber er sieht nun auch, dass seine Angst ernst genommen wird und die Ärztin ihr Versprechen hält, Schmerzen zu vermeiden. Der Verband der operierten Hand wird sehr vorsichtig entfernt, anklebende Kompressen mit sterilem Wasser eingeweicht, so dass sie sich leichter lösen, und schließlich ist selbst James überrascht, wie einfach es ging. Die Wunde sieht reizlos und trocken aus, und der Ärztin fallen einige Steine vom Herzen. Sie verbindet die Hand neu und erklärt dem jetzt ruhigeren Patient noch einmal, wie wichtig es ist, die Nähte wegen der starken Verschmutzung weiterhin regelmäßig zu kontrollieren.

Bei der Visite am nächsten Morgen ist James nicht aufzufinden, seine persönlichen Dinge sind verschwunden. Das Pflegepersonal berichtet, er habe sich entschuldigt für sein unhöfliches Verhalten, und alles sei gut gewesen. Die Ärztin erinnert sich an das Geschrei am Vortag und fragt sich, ob der Patient nicht vielmehr vor dem autoritären Verhalten des Pflegepersonals geflüchtet ist. Wenigstens ist die Wunde so verbunden, dass der Verband ein paar Tage durchhält, das Nahtmaterial ist selbstauflösend und muss nicht gezogen werden, die Antibiose war immerhin fünf Tage lang vorhanden und der Patient ist jung und gesund und hatte auch begriffen, dass die Hand hoch gelegt werden muss. Und schließlich handelt es sich um einen Arbeitsunfall, was den Vorteil hat, dass James über seine Firma krankenversichert ist. Bereits als er gebracht wurde, fragte ein Kollege, wann er wieder arbeitsfähig sein würde. Vielleicht, und das wäre in diesem Fall sicher gut, gäbe es ein wenig Druck von Seiten der Kollegen und außerdem den Wunsch von Seiten des Patienten, die Arbeitsstelle behalten zu können. Vielleicht geht es gut, denkt die Ärztin und hofft dies sehr. Und manchmal tauchen auch plötzlich verschwundene Patienten wieder in der Ambulanz oder auf Station für einen Verbandswechsel auf und im besten Fall, leider nicht oft, *bevor* es so schlimm ist, dass weiter amputiert werden muss... Eigentlich, denkt sie, sollte das Pflegepersonal nicht die Patienten in die Flucht schlagen. Aber die Art der Kommunikation zwischen Schwestern und Patienten wurzelt in den kulturellen Gegebenheiten des Landes, wo die Hierarchien deutlich steiler angesiedelt sind, so wie auch zwischen Männern und Frauen oder Erwachsenen und Kindern. Nicht immer ist die Einforderung von Gehorsam so lautstark wie in diesem Fall, aber immer wieder gewöhnungsbedürftig. Obwohl, fragt sich die Ärztin: sollte man sich an Dinge gewöhnen, die veränderungsbedürftig sind, deren Veränderung aber einer Europäerin kaum möglich ist, oder zumindest nicht sofort, und wenn, dann nur in Respekt und Vorbild, wenn überhaupt, und nur in kleinen Schritten? Offene Fragen. Die Ärztin hofft, dass die Hand gut heilt. Damit wäre sie schon zufrieden fürs Erste. Kleine Ziele sind leichter zu erreichen als große.

Lucy

Die schlanke, knapp vierzigjährige Lucy stellt sich mit Bauchschmerzen vor. Zwei Tage zuvor habe es plötzlich angefangen, es sei nicht besser geworden, nein, eher schlimmer. Der Weg war weit, die Reise sei nicht schneller möglich gewesen. Die Ärztin untersucht den Bauch, spürt die Anspannung über dem gesamten Leib, aber es scheint ihr, dass im Bereich des Magens der Hauptschmerzpunkt liegen könnte. Es bleibt keine andere Möglichkeit, als im OP hineinzuschauen; wenn es sich um eine Magenperforation handelt, gibt es eine Heilungschance. Lucy hat acht Kinder geboren, fünf davon sind noch am Leben. Das Kleinste ist bereits sechs Jahre alt, so hat sie die Kinder bei der Familie lassen können und hat sich zusammen mit ihrer Schwester auf die Reise gemacht. Ruhig wirkt sie, und voller Hoffnung, dass die deutschen Ärzte ihr helfen können.

Die Chirurgin beschließt, mit einem Oberbauch-Längsschnitt zu beginnen, wenn sich die Diagnose bestätigt, die sie vermutet, reicht dieser aus, falls nicht, kann man ihn nach unten hin erweitern. Im OP bestätigt sich die Diagnose, es ist tatsächlich ein zwei Zentimeter großes Loch im Magen, aber der ätzende Magensaft ist schon zu lange in den Bauchraum geflossen, Lucy hat bereits eine generalisierte Bauchfell-Entzündung, der gesamte Darm ist zu einem einzigen Block verklebt, das große Netz nicht mehr abgrenzbar, das gesamte sichtbare Gewebe hochgradig verletzlich. Die Chirurgin versucht, so schonend und gleichzeitig effektiv wie möglich das Magengeschwür zu verschließen, aber auch die Magenwand ist brüchig, ein festeres Anziehen der Nähte zerschneidet bereits das Gewebe, sie setzt vorsichtig zwei Nahtreihen, und die Abdichtung gelingt. Der nächste Schritt ist die ausgiebige Spülung des Bauchraums, auch diese im übertragenen Sinne mit Samthandschuhen, damit der hoch vulnerable Darm nicht verletzt wird, und im Stillen fragt sich die Ärztin, ob Lucy diesen Befund wohl überleben kann. Selbst das den Bauchraum auskleidende äußere Bauchfell ist hochgradig entzündlich verändert, und wird die Faszie halten? Lucy wird zurück auf die Station gebracht, ihr allgemeiner Zustand ist reduziert, aber nicht schlecht. Noch ist es nicht gut, denkt die Ärztin.

Am nächsten Morgen ist Lucy wach und fühlt sich nicht schlecht. Sie bedankt sich bei der Visite für die Operation und fragt, ob sie etwas trinken darf. Schluckweise nur, wenig, und wenn, dann höchstens Tee mit etwas Zucker. Die Narkoseärztin hat in einem Winkel des Spendenvorrats noch eine nicht abgelaufene Packung mit Säureblockern für die intravenöse Gabe gefunden. Alle hoffen, vielleicht wird es doch noch gut? Am zweiten Tag geht es Lucy noch ein wenig besser. Sie fragt, ob sie etwas essen darf. Ist das nicht alles viel zu früh, fragt sich die Ärztin?

Am dritten Tag ist der Verband plötzlich durchgeweicht. Auch aus der Drainage, die in den letzten Tagen kaum gefördert hatte, läuft nun reichlich gelbliche Flüssigkeit. Die Chirurgin vermutet, dass die Naht nicht gehalten hat. Noch warten, ob die Sekretion anhält? Lieber sofort hineinschauen und noch einmal versuchen, die Lecks zu verschließen? Lucy versteht die Bedenken, und auch, dass die Ärztin möglichst sofort die Magensäure aus dem Bauchraum entfernt sehen möchte. Mit sorgenvollen Gesichtern geht es zum zweiten Mal in den OP. Tatsächlich ist die doppelte Nahtreihe an einer Stelle undicht, das Gewebe zu brüchig, fleckig und livide. Die Chirurgin versucht, improvisiert. Eine Socke würde man mit einem Teppich an lang angelegten Stichen flicken, die sich durchflechten. Sie versucht diese Variante, legt einige Lagen Fibrinklebefolie aus dem Spendenfundus auf die Nähte, spült erneut den Bauchraum und hat doch immer weniger Hoffnung, dass Lucy noch einmal gesund wird. Die Faszie ist ebenfalls an manchen Stellen brüchig, lässt sich aber noch verschließen.

Am nächsten Tag ist wieder ein wenig Zuversicht da. Lucy ist wach, möchte etwas trinken, und das Pflaster ist trocken. Die Drainage fördert nur die Reste der Spülflüssigkeit. Aber am zweiten postoperativen Tag beginnt wieder die starke Sekretion von Magensaft in die Drainage und aus der Naht heraus, das Fieber steigt, Lucy ist unruhig. Die Chirurgin und die Narkoseärztin setzen sich zusammen und besprechen die Chancen. Die Chirurgin wäre bereit, es noch einmal zu versuchen, das Leck abzudichten, sie weiß, ein Belassen der Magensäure im Bauchraum ist ein Todesurteil, aber sie ist zwiegespalten, die Prognose ist schlecht, das Gewebe ist zu fragil, vermutlich wird es auch diesmal nicht halten. Die Narkoseärztin weiß um ihre Grenzen, eine Beatmung ist hier nicht möglich, und sie fragt sich, ob es nicht Sinn macht, auch die medikamentöse Therapie einzustellen, nicht nur, weil die Prognose so schlecht ist, sondern auch, weil die Ressourcen begrenzt sind und vielleicht Patienten mit besseren Chancen zugutekommen sollten. Sie beschließen schweren Herzens, nicht noch einmal zu operieren und alle Medikamente bis auf die Schmerzmittel abzusetzen und wissen, dass Lucy dann sicher sterben wird, eine Situation wie diese ist eigentlich nicht mit dem

Leben vereinbar. Auf Station bitten sie Lucy's Schwester und das Pflegepersonal an das Bett der Patientin, auch der diensthabende CHO ist da, im Grunde wissen alle, dass es nicht gut aussieht. Lucy fantasiert, das Fieber ist jetzt über 40 °C angestiegen. Vorsichtig erklärt die Chirurgin, dass es nicht helfen würde, noch einmal zu operieren, und dass Lucy, wenn kein Wunder geschieht, sterben wird. Ihre Schwester weint, aber sie hat es schon geahnt. Ernste Gesichter, Verstehen. Wie kann man es Lucy angenehmer machen? Die durchnässten Verbände werden noch einmal frisch gemacht, das durchgeschwitzte Laken behutsam durch ein trockenes ersetzt. Ob sich Lucy einen religiösen Beistand wünschen würde? Sie ist Muslima, keiner weiß, ob es eine Art Seelsorger gibt, den man rufen könnte. Es bleibt, anwesend zu sein, es ihr leicht zu machen, wenn sie Schmerzen äußert, die Analgetika zu erhöhen. Am Abend ist Lucy tot.

Bücher und andere Spenden

Die amerikanische Organisation „Books for Africa" hat einen Container geschickt. Dieser rostet bereits seit einiger Zeit auf einer Wiese im Eingangsbereich der Klinik vor sich hin. Endlich kümmert die Kinderärztin sich an einem freien Nachmittag darum, dass der Krankenhaustechniker das Schloss öffnet. Zum Vorschein kommen bis unter die Decke des Containers gestapelte Kisten mit englischsprachigen Büchern aller Art. Schulbücher, Märchenbücher, medizinische Fachbücher, Krimis, Frauenromane, Esoterik, Religion – von allem gibt es etwas, und die Begeisterung ist groß! Da es weit und breit keinen Buchladen in Serabu gibt, sind Bücher eine Kostbarkeit. Der Ambulanzfahrer des Krankenhauses wird angeheuert, die Kisten auf dem Gelände zu verteilen. Auch die chirurgische Männerstation erhält zwei Kisten mit Krimis und Romanen, die bei den Patienten und dem Personal reißenden Absatz finden, lange Schlangen bilden sich vor dem Dienstzimmer, jeder möchte ein Buch haben, und sicherlich auch diejenigen, die kaum lesen können. Während ein verletzter Motorrad-Taxifahrer einen Frauenroman liest, der in den amerikanischen Südstaaten spielt, steckt der Stationspfleger die Nase in einen speckigen Highschool-Krimi mit dem Titel „Murder in Fear Street". Eine der Schwestern durchforstet die Kisten nach einer englischen Bibel, ein Comic über Abraham und Isaak ist das einzige, was sie findet. Ein bisschen mehr Qualität wäre zuweilen schön, und trotz der allgemeinen Freude über die Bücher kann man nicht ganz darüber hinwegsehen, dass es sich bei den meisten um den Abfall einer fernen, reichen Welt handelt. Aber einige wenige der Bücherspender haben auch ihr Bestes gegeben, so findet sich zum Beispiel ein Stapel von zehn neuen, vierfarbig bebilderten Anatomiebüchern, die an die Studenten und CHO's verteilt werden. Juwelen wie diese sind jedoch selten.

Die Kinderstation erhält einige Kisten mit Bilderbüchern, sogar die Schwestern blättern begeistert durch die bunten Seiten, auch wenn das, was sich darauf abgebildet findet, zuweilen weit weg von der afrikanischen Realität ist: Tiere, die kein Dorfbewohner je gesehen hat, Gemüse und Früchte, die hier nicht wachsen und Lebensumstände, die von Nordamerika erzählen, aber in Serabu völlig fremd sind. Aber all das macht gar nichts, es wird gelacht und gerätselt und gezeigt und die Bücher sorgen für große Freude. Die Kinderärztin richtet einige Regale ein und sorgt dafür, dass ihre kleinen Patienten jeweils für einige Tage ein Buch mitnehmen und dann gegen ein neues umtauschen können. Es gibt dabei einen deutlichen Schwund, und man fragt sich, was wohl aus den Büchern geworden ist, ob sie irgendwo auf dem Markt auftauchen werden? Auch außerhalb des Krankenhausgeländes kann man nun Menschen beim Lesen entdecken. Im Einkaufslädchen von Mr. Papa wird ein Bilderbuch über die Länder der Welt gesichtet, beim Schneider liegt ein Lesebuch für die fünfte Klasse neben einem Stapel mit bunten Stoffen. Aus den Kisten mit Kinderbüchern hat die Ärztin einige aussortiert, zu alte, ihr nicht schön genug erscheinende, wenig ansprechende

Bücher, die jetzt in Kisten liegen, die entsorgt werden sollen. Aber auch diese Bücher werden von den Helfern, die sie auf den Müll bringen sollen, mitnichten entsorgt, immer wieder entdeckt man Grüppchen von Kindern, die, kleine Bücherstapel auf dem Kopf balancierend, in Richtung Ausgang wandern.

Mit den Spenden für den Klinikverbrauch ist es ähnlich. Es herrscht große Freude über die Geschenke von weit her. Eigentlich sollte kein abgelaufenes Material verwendet werden. Manches aber ist so kostbar und von seiner Struktur her dauerhaft, dass man über das Verfalldatum hinweg sieht. Das Lager mit den Spenden ist zur Zeit meines Einsatzes mit verschiedenen Artikeln reichhaltig gefüllt, andere gibt es kaum oder gar nicht. Es ist ein großes Geschenk und ein gewisser Luxus, viele Dinge zu haben, die weit über den afrikanischen Klinikstandard hinausgehen, aber man muss wissen, dass der Nachschub für viele Artikel nicht planbar ist. Es gibt sowohl modernes Nahtmaterial als auch die anderswo in Afrika noch häufig gebrauchte Seide. Von dieser ist bekannt, dass sie im Gewebe entzündliche Prozesse verursachen kann, weswegen man in reicheren Ländern nicht mehr damit arbeitet. Was also soll mit den zwölf Paketen Seidennaht geschehen, die in einem halben Jahr ablaufen werden? Aufheben für schlechtere Zeiten mit Mangel an Nahtmaterial und dem Risiko, dass sie dann abgelaufen sind? Verwenden, solange das Verfalldatum nicht überschritten ist? Es gibt Verbandsmaterial aller Arten, sogar mit Silberauflage oder Hydrokolloid, aber zum Beispiel kaum elastische Binden. Alles, was waschbar ist, lässt sich recyceln. So ist es üblich, dass Patienten, die einen Schlauchverband oder eine elastische Binde brauchen, davon zwei Exemplare in Gebrauch haben und das jeweils verschmutzte selbst waschen. Ich habe immer wieder gestaunt, wie verlässlich und blütenweiß die männlichen Patienten der chirurgischen Station ihre Verbände gewaschen haben und sie mir zur Visite fein gewickelt zur neuerlichen Verwendung überreichten. Immer wieder sieht man am Nachmittag in Büschen und Bäumen frisch mit Seife und kaltem Wasser gewaschen Verbände weiß leuchtend in der Sonne trocknen. Zum Trost für die kaum vorhandenen elastischen Binden gibt es eine große Kiste mit nicht elastischen, die in Amerika aus alter Bettwäsche hergestellt wurden. So findet man immer wieder Patienten mit heiter geblümten, gepunkteten und gestreiften Verbänden, die zwar eine andere Wickeltechnik erfordern, aber genauso ihren Zweck erfüllen. Es gibt vielerlei auch neue Instrumente für den OP, aber zum Beispiel kaum gut schneidende Scheren einer bestimmten Größe. Es gibt Tausende von Nabelklemmen und unzählige Ambubeutel, aber zuweilen Engpässe an Desinfektionsmitteln und Medikamenten. Schienen aller Arten für Knochenbrüche sind vorhanden, Gips und Kunststoffcast, aber bei vielen ist das Verfalldatum abgelaufen. Immer wieder werden auch Dinge von neu anreisenden Kollegen auf Wunsch der Kollegen vor Ort mitgebracht, die Feinkoordination dieser Art von Materialbeschaffung ist aber immer neu in Arbeit und optimierbar. Jeder neu eintreffende Kollege muss sich damit auseinandersetzen, wie er die Grenzen ziehen will, was die Verfalldaten betrifft. Solange genügend Nahtmaterial vorhanden ist, zieht auch zuweilen das einheimische Personal die Grenzen eng, einen der einheimischen Studenten hörte man sich beschweren, dass die abgelaufenen Fadenzugmesser noch verwendet würden. Andere einheimische Mitarbeiter mahnen besorgt an, dass die weißen Ärzte die ihnen zugedachten Spenden nicht einfach entsorgen dürfen, wenn sie abgelaufen sind. Aussortiertes wird zuweilen in „Sicherheit" gebracht, und hin und wieder entdeckt man Kinder mit seltsamem und manchmal auch gefährlichem Spielzeug. Keine einfache Aufgabe, der Umgang mit dem kostbaren und so großzügig Geschenkten im Kontext einer Verwaltung des Mangels, und jeder, der neu anreist, darf sich neu damit auseinandersetzen. Wie gut, dass die Bücher allergrößtenteils kein Verfalldatum haben.

Mary – bei näherem Hinsehen

Nach flüchtigem Blick, in Gedanken an all das, was noch auf Station erarbeitet, erledigt, gerichtet und verbessert werden sollte – nach deutschen Maßstäben gemessen, was z.B. Hygiene und Arbeitstempo angeht – ist Mary Durchschnitt. Sie ist eine freundliche und gepflegt auftretende Krankenschwester. Die von der Klinik zur Verfügung gestellte Arbeitskleidung trägt sie makellos weiß und gebügelt. Mary erledigt meist zuverlässig die anstehenden Aufgaben, manche müssen angemahnt werden, zuweilen wird etwas vergessen; mit dem Rechnen hat Mary offensichtlich Schwierigkeiten. Sie wirkt ruhig und ausgeglichen, immer wieder auch müde und dadurch etwas verlangsamt, insgesamt wenig engagiert, wenig begeisterungsfähig. Einmal fand die deutsche Kollegin sie schlafend bei der Arbeit, den Kopf am linken Unterarm auf den Dienstzimmer-Schreibtisch gebettet, an einem zugegebenermaßen heißen Nachmittag mit 35° im Schatten, und es war ruhig auf der Station.

Und unversehens, mit weiterhin nur flüchtigem Blick besehen, fällt Mary damit in die übliche Schublade von Vorurteilen, dass in diesem Teil der Erde eben die Mentalität anders sei, alles nicht so genau genommen würde, und sowieso nichts mehr funktionierte, wenn die europäische Unterstützung wegfiele. Hier wäre eine traurige Geschichte fast zu Ende, nur noch in Erwartung, dass das Projekt dann im Sand verliefe, wegen Mitarbeitern wie Mary.

Wenn nicht genauer hingesehen wird, bliebe es dabei.

Macht man sich jedoch die Mühe, diese junge Frau ein wenig besser kennen zu lernen, und darf sie ihre Geschichte erzählen, dann klingt diese ganz anders, sie ist gewissermaßen eine atemberaubende Erfolgsgeschichte im Kleinen, wenn auch mit kleineren und größeren Hindernissen auf dem Weg, deren Bewältigung den Respekt vor ihrer Lebensleistung nur erhöhen kann:

Mary wurde als viertes von neun Kindern in einer bäuerlichen Familie geboren. Früh lernte sie, im Haushalt und auf dem Feld zu helfen und bereits mit fünf Jahren trug sie ihre einjährige Schwester in einem Tuch auf dem Rücken, wenn die Mutter anderweitig beschäftigt war. Mary war stolz auf die ihr damit übertragene Verantwortung, und oft konnte man sie singen hören und hüpfen sehen, um das Baby zu beruhigen, wenn es weinte. Sie lernte, Wasser vom Brunnen zu holen, ohne die Hälfte davon unterwegs zu verschütten, und die Gefäße, die sie dazu verwandte, wuchsen proportional mit ihrer eigenen Körpergröße und Kraft. Früh wusste sie auch mit den kurzen Besen den Platz vor der Hütte zu kehren und wo es Feuerholz gab und wie man es am besten auf dem Kopf nachhause tragen konnte. Das Hüten der Ziegen war ihr von Anfang an vertraut, bereits als sie ein Baby war, machte sie Bekanntschaft mit diesen und anderen Hausgenossen und ihren rauhen Zungen und Schnäbeln. Da ihre Eltern zwar arm waren, aber Wert darauf legten, dass ihre Kinder etwas lernten, durfte Mary zumindest die Grundschule besuchen. Mehr war zunächst nicht geplant und auch finanziell nicht zu leisten, sie erwies sich jedoch als ein kluges und fleißiges Mädchen und erhielt die Möglichkeit, im Rahmen eines von katholischen Ordensschwestern initiierten Ausbildungsprojekts mithilfe eines Stipendiums die weiterführende Schule zu besuchen. Ihr Fleiß und ihre Zuverlässigkeit ermöglichten ihr, neben den Aufgaben in der Familie ihre Hausaufgaben auch noch im abendlichen Schein der Öllampe in der Hütte zu erledigen, und sie erhielt nach ihrem Schulabschluss ein weiteres Stipendium für die ebenfalls von den Schwestern geleitete Krankenpflegeschule. Sie hatte ihre Fähigkeit bewiesen, trotz all der zusätzlichen Arbeit in den ärmlichen Verhältnissen zuhause konzentriert an einem Ziel festzuhalten und dieses zu erreichen. Die Möglichkeit, eine dreijährige Schwesternausbildung zu absolvieren, wurde in ihrer Familie mit Stolz gesehen, und die Hoffnung, dass Mary durch ihren Verdienst später einmal dazu beitragen würde, die magere Haushaltskasse aufzubessern, ließ ihre Eltern leichter auf die zusätzliche Arbeitskraft in der Familie und auf dem Feld verzichten, und nun waren ja auch die meisten von Mary's Geschwistern alt genug, um den Eltern unter die Arme zu greifen.

Kurz vor ihrem Examen lernte Mary den charmanten und gut aussehenden Motorradtaxi-Fahrer Jim kennen und verliebte sich in ihn. Als Mann, der etwas auf sich hielt und gewohnt war, dass die Ladies ihn bewunderten und alles für ihn taten, war ihm eine Heirat noch zu früh. Darüber, dass seine Freundin, bevor sie eine feste Beziehung einzugehen bereit war, zunächst ihre Ausbildung abschließen wollte, machte er sich jedoch keine Gedanken und bald erwartete Mary ein Baby. Im siebten Monat ihrer Schwangerschaft absolvierte sie ihr Examen als eine der Besten. Jim bat sie, mit in seine Hütte zu ziehen. Das Baby kam aufgrund von einer Malaria-Erkrankung Mary's einen Monat zu früh und kränkelte, es fielen Krankenhauskosten an, und nun zeigte sich auch, dass Jim weit weniger charmant war, als er sich in der ersten Zeit des Zusammenlebens präsentiert hatte. Er vertrank einen Großteil seines Lohnes und begann, Mary zu schlagen, wenn sie ihm deswegen Vorwürfe machte. In diesem Jahr starb Mary's Vater plötzlich mit 46 Jahren an einem zu lange verschleppten Magendurchbruch. Nun brauchte die Mutter zusätzlich Unterstützung, Jim hingegen, der der Ansicht war, eine Frau habe die Hütte und den Mann zu versorgen, bemängelte, dass Mary sich zu wenig um ihn kümmere und erlaubte ihr nicht, in ihrem Beruf zu arbeiten. Immer öfter schlug er zu, insbesondere dann, wenn er seinen Lohn in Bier angelegt hatte. Mary hielt tapfer ein Jahr lang aus und hoffte, es würde vielleicht doch noch besser mit ihnen werden, aber nachdem sie Jim erwischt hatte, wie er in ihrer gemeinsamen Hütte bei einer anderen Lady lag, beschloss sie, mit dem Baby wieder zurück in die Hütte ihrer Mutter zu ziehen und sich endlich im nahe gelegenen Krankenhaus um eine Stelle als Krankenschwester zu bewerben. Zu ihrer Freude erhielt sie bald eine Anstellung auf einer der Stationen. Als sie den Arbeitsvertrag in den Händen hielt, fühlte sie sich zum ersten Mal seit langem wieder rundherum glücklich. Das war etwas Großes, sowohl für sie selbst als auch für ihre Familie, nun mit der Arbeit ihrer Hände regelmäßig Geld verdienen zu können.

In der kleinen, katholischen Kirche am Ort, in die sie an arbeitsfreien Sonntagen mit ihrer Familie zu gehen pflegte, lernte sie nun Peter kennen, einen freundlichen und hilfsbereiten, aber gehbehinderten Mann ihres Alters. Er war als Fünfjähriger an Kinderlähmung erkrankt und konnte sich seitdem nur noch im Rollstuhl fortbewegen. Durch den Kontakt mit einer Hilfsorganisation, die sich um behinderte Menschen bemühte, erhielt er ein Handrad, mit dem er nun mobiler war und auch Lasten transportieren konnte. Peter war arbeitslos, aber sein liebevoller Umgang mit dem inzwischen dreijährigen Josua und dem zweijährigen Pflegekind Clarice, der Tochter einer Cousine von Mary, die im letzten Jahr verstorben war, gefiel Mary ebenso wie die Selbstverständlichkeit, mit der Peter sie auch in den Dingen des Haushaltes und der Versorgung der Kinder unterstützte. Sie verliebte sich in ihn und die beiden beschlossen zu heiraten. Sie zogen in eine kleine Hütte in der Nähe ihrer Mutter, Mary ging am Morgen die drei Meilen zu Fuß zur Arbeit, während Peter, soweit es seine Beweglichkeit zuließ, zuhause nach dem Rechten sah und die Kinder versorgte. Im zweiten Jahr ihrer Ehe wurde ihr erster gemeinsamer Sohn Noah geboren.

Bei näherem Hinsehen ist Mary eine ausgesprochen erfolgreiche Frau. Sie ist gebildet, mutig und tapfer und hat als einzige in ihrer Familie eine Festanstellung. Das bedeutet, dass sie ihr Einkommen nicht nur in ihre eigene kleine Familie investiert, sondern auch dazu beiträgt, dass ihre Geschwister und ihre Mutter mit dem Nötigsten versorgt sind. So bleibt kaum etwas übrig für Rücklagen. Die Arbeit, die Peter aufgrund seiner Behinderung nicht erledigen kann, bleibt ebenfalls für Mary, wenn sie nach der Arbeit nachhause kommt. Die Wäsche wird immer noch mit der Hand und mit kaltem Wasser und Seife erledigt, nachdem das Wasser am Brunnen geholt wurde. Ihre Arbeitskleidung wäscht Mary ebenfalls selbst und glättet sie mit dem Holzkohle-Bügeleisen. Wenn bei der Arbeit eine Kollegin ausfällt, bleibt Mary länger: sie macht so lange unbezahlte Überstunden, bis die nächste Ablösung kommt. Nachtdienste werden zehn Tage lang am Stück geleistet, dann bleiben vier Tage arbeitsfrei. Immer wieder erkranken Peter, Mary und die Kinder trotz der in der Hütte aufgehängten Moskitonetze an Malaria, zum Glück sind die Klinik und damit verlässliche Medikamente in erreichbarer Nähe. Während der letzten Regenzeit wurde Mary mit einer schweren, da zu lange verschleppten Malaria für drei Tage in der Klinik aufgenommen. Ihr Kollege war wegen einer Knieverletzung ausgefallen, und sie hatte trotz ihrer Krankheit bei der Arbeit ausgehalten, bis die zweite Kollegin von einer Beerdigungen wiederkommen würde. Während ihres Krankenhausaufenthalts zeigte die Blutuntersuchung einen extrem niedrigen Hämoglobin-Wert, Mary erhielt Eisentabletten und Vitamine, die sie allerdings, wie auch die stationäre Behandlung, selbst bezahlen musste.

Bei flüchtigem Blick sieht man also eine müde und verlangsamte Schwester, die kaum in der Lage ist, eine Medikamenten-Dosierung auszurechnen. Bei genauerem Hinsehen sind aber die körperlichen Voraussetzungen so reduziert, dass kaum mehr erwartet werden kann, sogar von einer fleißigen und gebildeten Frau wie Mary, die es trotz ihrer Vorgeschichte geschafft hat, jetzt als Berufstätige ihre Familie zu tragen.

Vieles, was in Deutschland an Erleichterungen des täglichen Lebens selbstverständlich scheint, ist hier nicht vorhanden oder nur schwer erreichbar. Das tägliche Leben ist mühsam. Die Voraussetzungen für eine Karriere wie diese sind ungleich härter als bei uns, und bei näherer Betrachtung kann man nur staunen über Mary's Lebensleistung. Respekt!

Mohammed

Als ich im gerade im Projekt angekommen war und von der Kollegin die Stationsübergabe erhielt, war Mohammed bereits seit einigen Wochen stationär. Der knapp 30-Jährige hatte im Rahmen einer Typhuserkrankung eine Darmperforation mit generalisierter Bauchfellentzündung erlitten und erholte sich nur langsam. Bis auf 35 kg hinunter war er abgemagert und kaum in der Lage, sich selbstständig im Bett aufzusetzen. Jetzt geht es ihm besser, die Drainage kann endlich gezogen werden, die noch offenen Wunden im Bereich der Bauchdecke heilen gut. Wir überlegen uns, welche Möglichkeiten es gibt, seinen etwas ärmlichen Speisezettel zu erweitern. Seine junge Frau, die das gerade geborene Baby auf dem Rücken trägt, kocht und sorgt für ihn, aber viel mehr als Reis mit etwas Sauce ist ihnen nicht möglich zu finanzieren. Eine Kollegin schlägt vor, aus Bo, der nächstgrößeren Stadt, einige Packungen Aufbaunahrung mitbringen zu lassen, da die im Krankenhaus auch nicht immer vorhandenen Varianten nur für mangelernährte Kinder verwendet werden dürfen. Bei der nächsten Gelegenheit werden einige Beutel mitgebracht, die dankbar von der kleinen Familie in Empfang genommen werden. Den beiden wird erklärt, wie die Nahrung zubereitet werden muss. Sauberes heißes Wasser ist verfügbar. Die Tage vergehen, der Patient nimmt nicht an Gewicht zu.

Du musst jeden Tag kontrollieren, wie viel noch im Beutel ist und ob sie auch wirklich den Brei angerührt haben, sagt die Kollegin. Erwachsenen Menschen ein solches Maß an Kontrolle zuzumuten, widerstrebt mir. Ich meine, dem Patient auf diese Weise ein Stück seiner Würde zu nehmen. Du hast recht, sagt die Kollegin, es fühlt sich an wie eine andere Form von Kolonialismus. Aber wie können wir es schaffen, dass Mohammed zunimmt? Bei der nächsten Visite sprechen wir erneut mit dem Patient und seiner Frau darüber, wir fragen sie, ob es denn ein Problem gebe in der Zubereitung, oder ob es nicht schmecke. Dreimal am Tag einen faden Brei zu essen, wenn man sowieso geschwächt ist und keinen Appetit hat, kann schwierig sein. Es wäre gut, ein wenig Zucker dazu zu haben, räumt der Patient vorsichtig ein. Zucker ist nicht teuer, denke ich. Verstehen sie nicht, dass die Zukunft ihrer kleinen Familie daran hängt, ob Mohammed wieder Kraft bekommt, um für sie sorgen zu können? Vielleicht ist es Ungeduld, vielleicht taktisch unklug, aber wir besorgen ein Päckchen Zucker für den Patient. Und dann ist tatsächlich täglich eine Gewichtszunahme zu sehen. Mohammed wird kräftiger, geht nun auch nach draußen, und endlich können wir ihn entlassen, alle Wunden sind geheilt, der Patient hat sieben kg zugenommen. War es wirklich nur der Zucker, der fehlte? Auf jeden Fall ist es festlich, mitzuerleben, wenn ein vormals schwer kranker Patient nicht nur an Gewicht, sondern auch wieder an Lebendigkeit zunimmt. Es sagt sich leicht: sie werden doch wohl noch ein wenig Zucker besorgen können. Das Ausmaß an Armut ist oft nicht vorstellbar.

Peter

Mit dem Lastwagen ist er verunglückt, in einen Graben gefahren. Ohne Bewusstsein wurde er von Kollegen gebracht. Bald ist er wieder wach und kann sich nicht erinnern, was genau geschah, aber nun hat er Rückenschmerzen im Bereich der Lendenwirbelsäule. Da keine Röntgendiagnostik möglich ist, erklären wir Peter, wie er sich in den nächsten Tagen schonen, bewegen und verhalten soll. Wenn es nicht besser wird, müssen wir ihn zum Röntgen nach Bo transportieren. Seine Firma wird die Kosten übernehmen.

Bei der Visite am nächsten Morgen ist der Patient verschwunden, aber seine Sachen sind noch da. Peter absolviere sein Morgentraining, berichtet der Bettnachbar, es gehe ihm wieder gut. Und tatsächlich, kurz bevor die Visite beendet ist, trifft der sportliche junge Mann verschwitzt und zufrieden wieder ein. Nein, er habe keine Schmerzen mehr. Auch das Klopfen auf den Rücken fördert keinen Schmerz zu Tage. Die Chirurgin freut sich, ihn in so gutem Zustand entlassen zu können.

Amadou

Von weit her, aus Guinea, ist Amadou angereist. Zunächst hat der knapp Fünfzigjährige sich in der Augenklinik vorgestellt, am linken Auge ist der Graue Star operiert worden, nun steht noch die Versorgung eines riesigen Leistenbruchs an. Ein Teil des Dickdarms mitsamt dem Blinddarm befindet sich im Hodensack. Die Operation erfordert einige Stunden, bis die seit Jahren gedehnten, von Bindegewebe verfestigten Strukturen wieder so gerichtet sind, wie sie gedacht sind. Amadou erholt sich gut, aber am dritten Tag hat er plötzlich hohes Fieber. Der erste Gedanke in diesem Teil der Erde geht in solchen Fällen in eine bestimmte Richtung, besonders, wenn wie bei Amadou die Wunde unauffällig ist: der Bluttest ergibt eine Malaria. Nach Beginn auch dieser Therapie geht es ihm bald besser, das gewohnt sonnige Lächeln bei der Visite ist wieder hergestellt. Zwei Tage später fasst sich Amadou ein Herz und fragt, ob man vielleicht auch einmal schauen könnte, warum der Urin schon seit längerem blutig sei? Im Ultraschall zeigt sich, dass er einen 3 cm großen Blasentumor hat. Einen Urologen gibt es weit und breit nicht, eine Vorstellung in Freetown oder in seinem Heimatland, falls dort ein Urologe aufzutreiben wäre, will sich Amadou überlegen, aber es ist eher unwahrscheinlich, dass die Familie auch noch diese Kosten aufbringen kann. Auch ich habe noch nie einen Blasentumor operiert, und eine eigentlich vorher obligate Histologie und im Fall eines bösartigen Tumors die Durchführung des Staging, um zu sehen, ob es bereits Metastasen gibt, sind hier nicht möglich. Die Möglichkeit bleibt, die Handynummer des Patienten zu notieren, wenn er nicht zu weit weg wohnt, und ihn zu benachrichtigen, wenn einer der ablösenden Chirurgen sich die Operation vorstellen kann. Einen Tag lang wirkt Amadou bedrückt, dann hat er sein strahlendes Wesen wiedergefunden. Mit Fragezeichen im Herzen müssen wir ihn entlassen. Aber zumindest die Operation ist gelungen und die Wunde völlig reizlos verheilt, was bei einem Befund dieses Ausmaßes nicht selbstverständlich ist.

John

Zu Beginn meines Einsatzes ist der etwa 30-jährige John bereits seit einigen Wochen stationär. Er kam mit einer großen, septischen Wunde am Fuß, die Entzündung war so weit fortgeschritten, dass der Unterschenkel amputiert werden musste. Auch diese Wunde heilte nicht, entzündete sich erneut, so dass eine Oberschenkelamputation durchgeführt wurde. Und auch jetzt gibt es noch Wundheilungsstörungen, immer wieder entleert sich Flüssigkeit, und John ist von Phantomschmerzen geplagt. Die Medikamente werden angepasst, das Nahtmaterial wird teilweise entfernt, die Wunde täglich gespült und frisch verbunden, zum Teil auch mit den im Spendenlager gefundenen kostbaren Wundauflagen mit Silberanteil. Den Schlauchverband wäscht John selbst und legt jeweils morgens das frisch gewaschene Verbandsmaterial bereit. Trotz allem ist John ein geduldiger, immer freundlicher Patient, der gerne lacht. Nach drei Wochen ist die Wunde endlich trocken. Wir überlegen, ob es eine Möglichkeit gibt, eine Prothese für ihn zu organisieren. Nach etlichen Telefonaten innerhalb des Landes wissen wir, dass es eine Hilfsorganisation in Bo gibt, wo dies eventuell möglich wäre. Ob die Hilfe für den Patient kostenfrei ist oder mit welchem Aufwand er rechnen muss, lässt sich nicht herausfinden. Aber John will sich dort vorstellen. Wir planen die Entlassung, der Patient teilt uns mit, sein Bruder könne ihn am Wochenende abholen. Wir bereiten die Entlassung vor, die Verordnungen für die Apotheke werden geschrieben, denn er wird noch für einige Zeit die Schmerzmittel brauchen. Am Montag ist John immer noch da. Sein Bruder könne erst am Mittwoch kommen, sagt er uns, und das ist kein Problem, er kann weiterhin sein Bett behalten. Am Dienstag finden wir den Patient bei der Visite weinend im Bett sitzen. Da das Pflegepersonal üblicherweise erst die Medikamente bei der Entlassung von der Apotheke abholt, wenn der Patient bezahlt hat, erhielt John seit Freitag seine Schmerzmittel nicht mehr, denn da das vorhandene Geld nicht ausreicht, kann erst bezahlt werden, wenn der Bruder mit Nachschub eintrifft. Da John allein ist und es keinen gibt, der für ihn kocht, erhielt er bisher das für bedürftige Patienten gedachte Essen, das in der Küche bestellt werden muss. Hat er denn seit Freitag etwas zu Essen erhalten? Der Bettnachbar berichtet, John mitversorgt zu haben, seit der offiziellen Entlassung kam kein Essen mehr aus der Küche. Zuweilen ist das Management auf Station optimierungsbedürftig. Zusammen stellen wir nun sicher, dass John sowohl seine Medikamente als auch etwas zu essen bekommt, bis der Bruder eintrifft. Da der Patient nicht lesen kann, erhält er eine Liste mit Zeichnungen: Sonne und Mond weisen auf die Tageszeit der Einnahme hin, Punkte erläutern, wie viele von den (zum Glück auch äußerlich unterschiedlichen) Tabletten genommen werden sollen, das Ganze wird besprochen und John bestätigt, dass er alles verstanden hat. Am nächsten Tag geht es ihm wieder besser. Und dann ist der Bruder da und endlich kann er sich auf dem Weg nach Hause machen.

Fatma

Die vierjährige Fatma ist mit der linken Hand in eine Häckselmaschine geraten, alle Finger bis auf den Daumen sind so zerstört, dass man sie nicht retten kann. Als das Kind von den Eltern gebracht wird, ist es vor Schreck ganz still, und eine der Schwestern der Kinderstation nimmt es freundlich und sanft mit zu einem Bad, denn so von Kopf bis Fuß voller Blut und Staub kann Fatma nicht in den OP gebracht werden. Die Kleine lässt die Reinigung ruhig und mit großen Augen geschehen, die verletzte Hand wird dabei nicht berührt und der Verband belassen. Dann werden im OP die vier Finger amputiert. Es folgt eine lange Zeit der verzögerten Heilung, die Verletzungen waren schmutzig, immer wieder nässt die Wunde. Und jetzt hat Fatma gelernt, dass mit der Anwesenheit von Ärzten Schmerz verbunden ist, und wir entscheiden, die Verbandswechsel nur noch in Kurznarkose vorzunehmen, denn bereits auf dem Weg zum Verbandsraum oder wenn sie die Narkoseärztin oder die Chirurgin sieht, beginnt Fatma, wie wild zu schreien und um sich zu schlagen. Endlich heilt die Wunde und ist dauerhaft trocken. Endlich geht es ohne Verband und Fatma kann nachhause entlassen werden. Wir hoffen, dass es ihr gelingt, mit dem verbliebenen Daumen greifen zu lernen.

Francis und Joseph

Die beiden Jungs sind 8 und 13 Jahre alt, und endlich geht es ihnen wieder so gut, dass sie gemeinsam auf dem Gelände unterwegs sein können. Beide hatten aufgrund einer Typhuserkrankung ein Loch im Darm und in Folge eine Bauchfellentzündung, beide waren lange sehr krank und auch jetzt noch heilen die Wunden nur langsam und es braucht tägliche Verbandswechsel. Vor allem der 13-jährige Joseph hat reichlich an Gewicht verloren und ist nun extrem mager. Bei der Morgenvisite schauen seine großen Augen unter der bei Nacht getragenen Wollmütze aus dem schmalen Gesicht, auch einen Schal und wollene Handschuhe trägt er zum schlafen. Wer über so geringe Fettpolster verfügt, schützt sich zusätzlich vor der Kühle der Nacht. Da das Ärzteteam zu dieser Zeit hauptsächlich aus Vegetarierinnen besteht, was aber unsere kochenden Hausmänner immer wieder vergessen, kann das eine oder andere Hühnerbein oder eine Portion Rindfleisch auf die Kinderstation zu Joseph geschmuggelt werden. Eine nicht ganz einfache Aktion, da sie geheim und möglichst unauffällig geschehen muss und im Grunde ist derlei nicht erlaubt, denn was ist mit all den anderen, die ebenfalls Hunger haben, mager sind, deren Wunden nicht heilen, die sich beschweren werden, wenn sie es mitbekommen und beklagen werden, dass die Verteilung ungerecht sei? Trotzdem haben wir uns immer wieder einmal zu dieser Ausnahme entschlossen, damit trotz Bitte an die Köche, auf die Zubereitung von Fleisch zu verzichten, das dennoch für uns gekochte nicht weggeworfen werden muss. Auch wenn das große Ganze Regeln erfordert, damit es überhaupt funktionieren kann, schien uns diese Ausnahme in diesem Fall sinnvoll. Joseph verstand, ohne dass man es ihm erklären musste, dass es sich hierbei um eine grandiose, aber eher geheim zu haltende Ausnahme handelte, und wir haben nicht erlebt, dass sich in diesem Fall jemand beklagt hat. Im Krankenhausbereich sieht man jetzt immer wieder einmal die beiden auftauchen, ausgelassen über etwas lachen, oder ihre weißen Pflaster auf dem schwarzen Bauch präsentieren. Bald können sie mit geheilten Wunden entlassen werden.

Rätsel

An einem Nachmittag finde ich einen alten Patienten auf dem Boden vor dem Bett sitzend vor. Er ist scheinbar gestürzt und konnte nicht wieder alleine in sein Bett gelangen. Niemand der Bettnachbarn oder ein anderer im großen Bettensaal hat ein Wort darüber verloren oder Hilfe geholt. Selbst der Patient hat nicht um Hilfe gerufen. Er sitzt immer noch am Boden und versucht vergeblich, zurück in sein Bett zu gelangen. Die diensthabende Schwester und ich helfen ihm hinein. Warum hat sich niemand gemeldet und niemand geholfen? Warum haben die anderen Männer im Saal in gewisser Weise weggeschaut, vor allem die, die mobil und gesund genug sind, um helfen zu können? Weil vor allem die eigene Familie zählt, nicht aber der Andere, nicht zur Familie gehörige? Weil der Gestürzte ein Patriarch mit einer großen, ansonsten sehr präsenten Familie im Hintergrund ist, auf deren Hilfe man eben wartete? Gab es irgendwelche Ressentiments? Hat es niemand mitbekommen? Wenigstens auf diese letzte Frage gibt es eine Antwort: jeder im Raum hat Zeit in Fülle und nichts bleibt verborgen in einem Saal von 14 Betten. Hinter der Freundlichkeit der Mensch liegen zuweilen Räume verborgen, die sich mir noch nicht erschließen.

Ein Spaziergang zum Schluss

Den Tag vor der Abreise nehme ich mir frei. Sechs Wochen lang war es wichtig, in nächster Nähe und innerhalb kurzer Zeit erreichbar und vor Ort zu sein, aber heute darf Zeit sein, die Umgebung ein bisschen genauer zu erkunden. Die Kollegin aus Deutschland, die in den nächsten Wochen die Chirurgie managen wird, ist eingetroffen, Schüssel und Diensthandy sind übergeben, die Patienten vorgestellt, der OP-Plan für die nächste Woche besprochen, das Übergabeprotokoll geschrieben und die letzte Visite geschafft.

Ein seltsam ungewohntes, aber gutes Gefühl, zu einer Zeit, in der alle anderen arbeiten, die Nase in die Morgensonne halten zu dürfen. Die Luft ist noch frisch und würzig, die langbeinigen weißen Vögel, die den Morgen in der Dämmerung stets mit eifrigem Geschnatter begrüßen, sind inzwischen schon im hohen Gras mit bedächtigen Schritten unterwegs auf der Suche nach ihrem Frühstück. Auf dem sich schlängelnden Weg zum Krankenhaustor liegen die in der Nacht von den Bäumen gefallenen Blüten, die kleinen gelben, die an Orchideen erinnern, und die handtellergroßen roten, die im Laufe des Tages in der Sonne welken werden, aber jetzt noch frisch und schön zwischen den Steinen grüßen. An den Wäscheleinen vor der Kinderstation hängt bereits die Wäsche des Morgens, wie immer eine Farbenpracht in Grün (die OP-Tücher und -Kittel), verschieden monochromen Batiken (die Bettlaken für Patienten, die keine Unterlage mitgebracht haben) und den verspielten, wild bunten oder gedeckt farbigen Wachsdrucken, die um Hüften gewickelt, als Kleider getragen oder für vielfältige andere Zwecke verwendet werden. An jedem Morgen ist das Bild der auf und ab gereihten Farben ein anderes, heute erfreut das Auge besonders ein kleines Kinderhemd in schreiendem Pink, das zwischen einem grauviolett gemusterten Tuch mit kleinen gelben Dreiecken und einem dunkelblauen Laken einen unverschämt fröhlichen Eindruck macht. Ein magerer Hund eilt mit eingezogenem Kopf und angelegten Ohren in Deckung, drei

Schwesternschülerinnen kichern und unterhalten sich vorzüglich, sie sind in gemütlichem Schritt in Richtung ihres Unterrichtsgebäudes unterwegs. Ein großer gelbweißer Schmetterling gaukelt durch die hohen Gräser unter dem Gestell des großen Wassertanks neben den Unterkünften für die CHO's. Vor dem Out Patient Department sammeln sich bereits die Patienten, vor allem Mütter mit Kindern, auch die Bänke vor dem Labor und der Apotheke sind bereits dicht besetzt. Auf dem Schulhof der Mädchenschule, die sich im Westen am Rand des Krankenhausgeländes befindet, schwirren die blauen Punkte der Kinder in Schuluniform in großen und kleinen dynamischen Grüppchen in ihre Pausenaktivitäten, während man über dem Gesumm der Kinderstimmen hin und wieder auch die Rufe der Lehrer hört. Die Sonne scheint gleichmütig auf die Ruinen des im Rebellenkrieg zerstörten alten Krankenhauses, das mit blinden Fensteraugen inmitten des wuchernden Gestrüpps schläft und bald ganz umwachsen sein wird, ein stilles Mahnmal an eine Zeit, die erst etwas über zehn Jahre zurück liegt.

Am Eingang, dem großen blauen Metalltor, herrscht ebenfalls bunte Betriebsamkeit. Ein Patient, den ich heute Morgen entlassen habe, wartet mit seiner Frau auf eine Transportmöglichkeit nachhause. Die letzten drei Wochen haben wir ihn täglich verbunden, nachdem er sich mit einer großen Wunde am Oberschenkel nach Spritzenabszess vorgestellt hatte. Obwohl die Wunde sauber aussah, gelang die Hauttransplantation nicht, aber die offene Wundheilung machte so gute Fortschritte, dass er nun nachhause geht, die heimatliche Gesundheitsstation wird die weiteren Verbandswechsel übernehmen. Vor allem die Schmerzempfindlichkeit der Wunden hat sich sehr gebessert. Zwar hatte ich mich bereits auf Station ausführlich von dem Patient verabschiedet, aber wenn man sich nun am Eingangstor trifft, braucht es noch eine kleine Runde Plaudern, denn alle haben ja nun Zeit, ich habe einen letzten freien Tag, der Patient und seine Frau warten auf den Transport. Voller Freude sind die beiden, voller Dankbarkeit, obwohl wir ihnen nicht einmal mit einer gelungenen Hauttransplantation haben helfen können, und wieder bin ich berührt von der Tapferkeit, Geduld und der Kunst der Menschen in diesem Land, aus allem das Beste zu machen und sich voller Zuversicht auf das Positive zu konzentrieren. Auch der Wächter am großen Tor, der für Fahrzeuge öffnet und ein wenig danach schaut, dass alles seinen geordneten Gang geht, winkt nun, nachdem ich das Ehepaar ein zweites Mal herzlich verabschiedet habe. Auch er war Patient in der Chirurgie, ein seit Monaten bestehender Hüftabszess war geöffnet worden und gut abgeheilt, so dass er jetzt wieder ohne Schmerzen arbeiten kann. Auch ihm ist wichtig, noch einmal seinen Dank auszudrücken und sich zu verabschieden. Auf der Bank neben dem Eingang warten Patienten und Angehörige, die Fahrer der Motorradtaxis wiederum warten auf Kundschaft. Der alte gynäkologische Stuhl mit Beinschalen, den irgendein Witzbold genau hier im Eingangs-Wartebereich platziert hat, dient einem der Motorrad-Taxifahrer als Ruhesessel. Ich erliege der Versuchung, ein Foto von diesem Anblick zu machen, natürlich frage ich vorher, ob dies erlaubt sei, aber der junge Mann in Jeans und weißem T-Shirt ist ausgezeichnet gelaunt und schreibt sogleich zwei E-Mail-Adressen auf, an die das Foto dann geschickt werden soll. Auch eine Telefonnummer notiert er, es könnte ja sein, dass die weiße Frau einmal ein Taxi braucht, und dann erzählt er ein wenig, natürlich sei er gynäkologisch vorgebildet und wisse genau, auf welchem Stuhl er da sitzt. Lachend winkt er zum Abschied, ein Grüppchen Kinder mit Wassergefäßen kommt vom Brunnen auf dem Krankenhausgelände und ist zum Markt unterwegs, und hinter ihnen trete ich hinaus durch das kleine Tor.

Draußen herrscht vielfarbige Betriebsamkeit. Die Marktstände sind aufgebaut, gleich links vor dem Tor hängt eine Frau vor ihrer Lehmhütte die Wäsche auf, das Baby im Tuch auf dem Rücken gebunden. Kleinkinder spielen im Staub, ein magerer Hund hat sich in gebührendem Sicherheitsabstand ausgestreckt. Direkt nebenan verkauft ein junger Mann Taschenlampen und Radios, seine Auslage glitzert metallisch bunt in der Sonne. Kinder schleppen Wassergefäße vom Brunnen her, andere verkaufen Erdnüsse, eine Frau bietet getrocknete Fische an, die dunkel mit leerem

Blick und Maulsperre auf der Bambusablage ausgebreitet liegen. Ziegen sind unterwegs auf der Suche nach frischen Grashälmchen, Hühner mit farbigen Plastikschleifen in den Federn, zur Markierung, zu wem sie gehören, picken im Straßengraben nach Futter. Auch bei Mr. Papa, der ein kleines Lädchen betreibt, ist schon Kundschaft da. Seine Hütte, ein dunkler, kleiner Raum mit Tür, von den Kolleginnen liebevoll „die shoppingmall" genannt, bietet ein für die örtlichen Verhältnisse breites Angebot: es gibt Salz, Zucker, Reis, Bohnen, zu manchen Zeiten Erdnüsse, hin und wieder auch Brot, Waschpulver in kleinen Portionen, Seife, Schnaps in Tütchen, Kekse, eine Sorte Erdnussbonbons, die unvermeidlichen Softdrinks mit weißer Schrift auf roter Dose, ein paar bunte Stoffe und sicherlich noch vieles andere, das verheißungsvoll irgendwo in der Dämmerung einer Kiste oder Tüte schlummert. Papa grüßt freundlich, er ist der geborene Geschäftsmann, stets überaus zuvorkommend, höflich und immer, wenn etwas gebraucht wird, das nicht vorrätig ist, weiß er von jemand, der den gewünschten Gegenstand in nächster Zukunft mitbringen kann. Vorausgesetzt, es handelt sich um Dinge, die auch in der nächst größeren Stadt zu haben sind. Vor seinem Lädchen sitzt auf der etwas wackeligen Holzbank bereits ein alter Herr mit Stock, der ebenfalls freundlich grüßt und wissen will, wohin ich unterwegs bin. Mehrere kleine, windschiefe Marktstände aus Bambuslatten säumen die staubige Sandpiste. Bis auf die Fußgänger zu beiden Seiten herrscht kaum Verkehr, ab und zu braust ein Motorradtaxi vorbei, zumeist mit mindestens zwei Passagieren und Gepäck beladen, und hüllt alles in der Nähe in eine rote Staubwolke. Fahrräder sieht man selten, und auch das Krankenhaus verfügt nur über zwei Ambulanzfahrzeuge, deren Nutzung eng begrenzt ist: Sie sollen den Schwangeren zur Verfügung stehen, die im Notfall einen Transport in die Klinik benötigen oder Patienten zur Verlegung oder Diagnostik in das General Hospital in Bo bringen, die nächst größere Stadt, die bei gutem Wetter in etwa zwei Stunden dauernder Fahrt über Buckel und Gräben erreichbar ist.

Es wird zunehmend heißer, die Sonne steht als gleißender Ball am Himmel. Ich laufe gemütlich in Richtung Markt, vorbei an der katholischen Kirche, die zur Linken auf einem Hügel liegt, die steinerne Christusstatur grüßt milde aus einem Busch gelber Blüten zu mir herunter. Das Gebäude der Augenklinik wirkt ein wenig verwaist, nachdem die amerikanischen Kollegen, die zweimal im Jahr jeweils zwei Wochen lang hier unzählige Patienten operieren, abgereist sind. Ihre Anwesenheit wird lange vorher sogar im Radio angekündigt, so dass sich die Patienten auch aus den Nachbarländern auf den Weg hierher machen können, und viele von ihnen nutzen die Gelegenheit, sich auch gleich in unserer Klinik vorzustellen und lange ausgehaltene Beschwerden endlich versorgen zu lassen. Etliche große Leistenbrüche, Gallensteine, einen Blasentumor, Wasserbrüche und anderes mehr wurden während der letzten Wochen an Patienten der Augenklinik operiert bzw. diagnostiziert. Auch der Sportplatz zur Rechten ist gerade zur Hauptarbeits- und Schulzeit leer. Links führt nun ein kleinerer Weg zur Hauptattraktion des Dorfes, wenn es um abendliche Freizeitgestaltung geht: der View Point lockt allabendlich nicht nur mit einem Getränk bei allerdings sehr lauter Musik im gemütlichen Innenhof, sondern auch hin und wieder mit Veranstaltungen, so zum Beispiel einem Wettkochen oder einer Tanzdarbietung. Selbst auf dem Krankenhausgelände hält sich diese umtriebigste aller Dorfkneipen Serabu's durch einen oft bis in die Morgenstunden andauernden Klangteppich flotter Rhythmen in Erinnerung. Bei Dizo, so der Name des Besitzers, einen „Dämmerschoppen" trinken zu gehen, ist eine der wenigen kleinen Fluchten, die man sich an diesem Ort hin und wieder erlaubt. Und da die German Doctors wie alle weißen Gäste gern gesehene, zahlende Kunden sind, ist man auch gerne bereit, den einen oder anderen, wenn das Diensthandy ruft, eilends mit dem Motorrad in die Klinik zurückzufahren. Aber jetzt, am späten Vormittag, wirkt das Gebäude eher verschlafen, lediglich eine junge Frau fegt mit dem Handbesen im Innenhof, Gäste sind keine zu sehen. Ein Stückchen weiter wohnt einer der Dorfschneider, er sitzt bereits an der alten

Singer-Nähmaschine mit Fußtritt in seinem Freiluft-Atelier und bearbeitet ein in Auftrag gegebenes Damenkleid. Umgeben von schon leicht ramponierten Schautafeln, auf denen wohlgenährte Ladies die bestellbaren Modelle präsentieren, winkt er mir freundlich lachend zu. Keine Frage, ich muss einen Blick in seine Werkstatt werfen. Auch er freut sich an der ärztlichen Kundschaft, die Schürzen, Tischdecken, OP-Mützen und hin und wieder auch ein Kleid oder eine Hose aus dem fröhlich bunten Stoff der Wachsdrucke nähen lässt. Gerade hat er drei Schürzen fertig gestellt, die eine der Kolleginnen bestellt hat, mit Stolz zeigt er die wirklich akkurat gefertigten und sogar mit einem feinen Goldfaden bestickten Teile und bittet um Mitteilung an die Kollegin, dass sein Werk abholfertig ist. Das gerade in Arbeit befindliche Damenkleid in grün und blau ist wie alle Kleidungsstücke genau auf Figur abgemessen und kompliziert im Schnitt, vielerlei Abnäher und dekorative Zacken erfordern Fingerspitzengefühl. Gut, dass er auch noch eine Spezialmaschine für Stickereien hat. Grüße zum Abschied und gute Wünsche.

Am Brunnen herrscht reger Betrieb. Vor allem Kinder und Frauen pumpen und füllen zahllose Gefäße mit dem kostbaren Nass, das dann auf dem Kopf nachhause geschleppt wird. Auch die fünf Handwaschplätze, an denen jeweils ein mit Wasser gefüllter Plastikkanister, der mithilfe einer Schnur über die Hände gekippt werden kann, und eine Dose mit Seife zur Verfügung stehen, sind eifrig frequentiert. Es wird zunehmend heißer und die Sonne brennt mir auf die Nase. Ich habe schon in mehreren Lädchen nach Plastiktellern gefragt, bin jedoch bisher nicht fündig geworden. Auch das von zwei Frauen geführte Geschäft, das sich auf Bekleidungsstücke spezialisiert hat (die repräsentativ um den Holzstand herum vom Dach herunter hängen) hatte keine im Angebot, aber die Damen meinten, am Markt seien die Chancen gut. Jetzt habe ich die kleine Markthalle erreicht: ein überdachter Platz, auf dem Frauen ihre Waren anbieten. Hier gibt es die gleichen Dinge, die auch an den Marktständen vor dem Krankenhaus zu haben sind, aber auch noch anderes, so zum Beispiel die aus Guinea kommenden bunten Plastikteller, von denen ich einige erwerben wollte, um darin meine Abschiedsgaben für die Stationen überreichen zu können. Auch Schmuck aus kleinen Glasperlen wird angeboten, verschiedene grüne Blattgemüse und essbare Wurzeln, Steine verschiedener Farben und getrocknete, nicht eindeutig identifizierbare Dinge, die man sich als Zutaten traditioneller Medizin vorstellen könnte. Die Antwort der Verkäuferin auf die Frage, wofür denn diese Ware brauchbar sei, ist nicht eindeutig, sie lacht mich freundlich an, aber vermutlich wird die weiße Frau sowieso nicht verstehen, was es damit auf sich hat, und deshalb bleibt sie die Antwort schuldig, obwohl die Kommunikation über die Teller problemlos in englisch möglich war. Die Damen freuen sich über meinen reichhaltigen Einkauf von Keksen, Erdnussbonbons, Kaugummi und anderem für die Stationen, und ich mache mich auf den Rückweg. Die Mittagshitze liegt nun schwer auf dem Land, wem es möglich ist, der zieht sich in den Schatten zurück. Vor einem Lädchen im Schatten sitzt auch Melrose, eine der Schwestern meiner Station, und als sie mich entdeckt, winkt und grüßt sie lachend zu mir herüber. Es geht ihr schon viel besser, nachdem wir sie vorgestern fiebrig und abgeschlagen mit Malaria nachhause geschickt hatten. Nun hat sie noch einen Tag frei, um sich erholen zu können, bevor es mit der Arbeit weitergeht.

Kurz vor dem Krankenhaus-Eingang biege ich noch einmal in den Sandweg, der zur Mine führt, ein – er ist ein wenig schmaler und von höheren Bäumen, die jetzt in der Mittagshitze Schatten spenden, gesäumt. Im kleinen hellblauen Kiosk wartet die Verkäuferin im hellblauen Kleid auf Kundschaft, die Kerosin-Tankstelle, eine 1 Liter Plastikflasche mit Treibstoff, die seitlich auf den Theke steht, ist noch gut gefüllt. Nach einer Reihe von Wohnhäusern und Hütten öffnet sich das Buschland zu einer prallgrünen, hier und da mit Bäumen bestandenen Weite. Hier liegen auch die Gärten, in denen Erdnüsse, Kassava und Blattgemüse angebaut werden, ein Bach schlängelt sich durch das Grasland. Nach sechs Wochen Dauerdienst tut die Langsamkeit dieses Vormittags gut, die Freiheit von Verpflichtungen, die Zeit, dieses schöne und fruchtbare Land in Ruhe betrachten zu können. Trotz der Mühe, die das einfache und auch ärmliche Leben für die Menschen bedeutet, ist immer Zeit für einen freundlichen Gruß, und in Begleitung von fünf neugierigen, kichernden und hopsenden Kindern, die alle an der Hand der weißen Frau gehen wollen, mache ich mich nun endgültig auf den Rückweg.

Ecken und Kanten

Nach meiner Ankunft in Sierra Leone und einer Übernachtung am Flughafen in Freetown war die Anreise nach Serabu wie geplant verlaufen. Musik aus dem Autoradio, in der die Sonne scheint und deren Rhythmus zum Tanzen einlädt, begleitete uns auf der gesamten Fahrt, der warme Wind am offenen Fenster zauste die Haare. Das weite, grüne Land lud zum Bestaunen ein. Dass es der 23. Dezember war, geriet nahezu in Vergessenheit bei den hochsommerlichen Temperaturen.

Endlich sind wir angekommen: der erste Empfang ist ein freundlicher, die Kolleginnen helfen mit dem Gepäck und ein Moskitonetz zu finden, es gibt etwas zu essen und vor allem reichlich gutes Wasser aus dem Tonfilter. Erste Entdeckungen in meinem Zimmer: der sierraleonische Riesenholzwurm hat mein Bett zum Einsturz gebracht. Ein Blick unter den Rahmen zeigt die feinpudrigen Hügel dessen, was einmal ein stabiles, hölzernes Brett unter der Matratze war. Der einheimische Schreiner ist in Windeseile vor Ort und bessert den Schaden aus. Dann, im Dunkel des Abends, auf dem Weg zum Übergabegespräch mit der chirurgischen Kollegin, die in zwei Tagen abreisen wird, übersehe ich bei der spärlichen Beleuchtung die Tiefe des betonierten Wassergrabens vor dem Haupthaus und trete hinein. Der Schmerz im linken Fuß ist so groß, dass ich Sternchen sehe, die Kolleginnen eilen zur Hilfe, aber nach einem Moment im Sitzen sammeln sich die Lebensgeis-

ter wieder. Ratlose Gesichter. Morgen ist Heiligabend, jede Fach-
richtung ist nur einmal vertreten, die chirurgische Kollegin wird
in Deutschland gebraucht. Ich taste den Fuß ab, wie ich es sonst
bei meinen Patienten tue. Der Schmerz ist eher allgemein, nicht
so genau lokalisierbar, es fallen keine verdächtigen Stufen auf,
die Bewegung im unteren Sprunggelenk ist noch am ehesten eingeschränkt. Gewohnt, über leichte Unpässlichkeiten zugunsten
der Arbeit hinweg zu gehen, versuche ich, aufzutreten, und alle
sind erleichtert, dass dies möglich ist, wenn auch mit Schmerzen.
In dem Lager der Spenden finden sich eine Plastikschiene und ein
Zinkleim-Verband, das muss zur Erstversorgung reichen.

Leg den Fuß hoch, nutze die Zeit, die die Kollegin noch da
ist, sagen sie mir, nachher wird es wieder viel Arbeit geben, und
dann bist du allein. Soll ich bleiben, fragt die chirurgische Kollegin. Muss ich Ersatz für dich anfordern, fragt die Langzeitärz-
tin. Da ich mir noch nie etwas gebrochen habe, weiß ich nicht
recht, wie ich die Lage einschätzen soll. Es wäre ein größerer
Aufwand, jetzt über Weihnachten eine Vertretung zu organisieren,
ja, das ginge alles, wenn es wirklich nötig ist, aber noch hoffe
ich, dass die Schmerzen mit der Zeit vielleicht besser werden und
ich weiterhin laufen kann. Wie eine Unterschenkelfraktur fühlt
es sich nicht an. Im Ultraschall sieht man, dass das Außenband
gerissen ist, die Mittelfußknochen sind, soweit einsehbar, noch
heil. Ein Röntgengerät gibt es nicht. Die Kolleginnen sind beru-
higt, weil ich laufen kann. Im Prinzip kann ja, wer laufen kann,
auch arbeiten. Die chirurgische Kollegin reist ab. Ich bin meine
eigene behandelnde Chirurgin. Die Schiene erweist sich als sehr
provisorisch, dauernd verrutscht sie, wohl ist die seitliche Kipp-
bewegung dadurch eingeschränkt, aber die Ruhigstellung ist,
finde ich, nicht optimal. Ein Feiertag folgt dem anderen, nach der
Weihnachtsfestzeit folgen Sylvester und Neujahr, jeweils arbeit-
nehmerfreundlich inmitten der Woche gelegen, und von vielerlei Brückentagen umgeben. Scheinbar ist keiner erreichbar, der
Zeit hätte, eine bessere Schiene zu besorgen. Notfälle kommen
an, die sofort operiert werden müssen, und bei der im OP nöti-

gen Konzentration auf das Leben der Patienten lassen sich die Schmerzen im Fuß weitgehend ausblenden, nachts ist das allerdings weniger gut möglich. Nach knapp zwei Wochen ist der Fuß immer noch geschwollen und schmerzt vor allem im Bereich der Fußwurzel. Ich bitte, zum Röntgen in die nächstgrößere Stadt fahren zu dürfen, wieder ein größerer Aufwand, da es außer der Ambulanz kein anderes Auto gibt, damit einer der beiden Fahrer gebunden ist und der über die Feiertage diensthabende CHO nun wegen mir nicht in den Urlaub starten kann. Zwei Stunden Fahrt auf der Buckelpiste nach Bo, das Röntgenbild ist nicht optimal, aber soweit beurteilbar, gibt es keinen sicheren Anhalt für einen Knochenbruch, auch der einheimische Oberradiologe wirft einen Blick auf das Bild und ist zufrieden, es sei alles in Ordnung. Es dauert lange, bis einer der neu anreisenden Kollegen eine bessere, von einer Freundin in Deutschland besorgte Schiene mitbringt. Langsam geht die Schwellung zurück, Schmerzen bei bestimmten Bewegungen bleiben. Mit der Schiene passt keiner meiner Schuhe, wie gut, dass es wenigstens ein Paar OP-Schuhe aus Weichplastik gibt, die sechs Wochen lang durchhalten. Die drei Urlaubstage am Meer, die ich eigentlich an den Einsatz anhängen wollte, werden gestrichen. Mit Schiene im Sand und im Wasser? Eigentlich reichen bei einem Bänderriss sechs Wochen Schienung aus. Trotzdem bleibt ein Fragezeichen – immer noch schmerzt die Fußwurzel. Ist wirklich alles gut? Wieder zuhause angekommen, überlege ich, ob es Sinn macht, zum Abschluss doch noch einmal zum D-Arzt zu gehen, immerhin war es ein Arbeitsunfall. Ich entscheide mich dafür. Der Radiologe, der die Bildgebung auswertet, ist beeindruckt. Was haben sie denn gemacht? Statt der angekündigten halben Stunde muss ich lediglich fünf Minuten warten, bis er mir die endgültige Diagnose präsentiert: Talusfraktur mit knöchernem Ausriss, Calcaneusimpressionsfraktur mit knöchernem Ausriss, Fraktur des distalen 5. Mittelfußknochens (inzwischen in fast normaler Position knöchern durchbaut) und Z.n. Außenbandruptur, nun ebenfalls wieder stabil. Nun ist klar, was die Ursache für die immer noch vorhandenen Schmerzen ist. Ein Blick auf das Röntgenbild aus Sierra Leone, ob man nicht mit dem nun vorhandenen Wissen die Frakturen erahnen kann, macht deutlich, warum sie übersehen wurden: im Bereich der Talusfraktur zieht sich die Spur eines verlaufenen Entwicklertropfens genau durch den Bereich, wo man mit Fantasie und besserer Aufnahmetechnik eine Unterbrechung der Knochenhaut sehen könnte, am Mittelfuß ist der Außenbereich des Bildes so dunkel, dass auch hier nur das Wissen über die Fraktur eine leichte Verkippung erahnbar macht. Was für ein Glück, dass keine der Frakturen disloziert ist oder eine operative Versorgung braucht, lediglich noch einige Wochen Vorsicht, was die Belastung angeht und reichlich Physiotherapie.

Im Nachhinein frage ich mich zweierlei. Einerseits, warum ich nicht auf einer besseren Diagnostik bestanden habe. Aber dazu hätte ich zurück nach Deutschland fliegen, das Projekt sozusagen im Stich lassen müssen. Wäre es das wert, hatte ich mich schon während der Zeit in Serabu und der nächtlichen Schmerzen gefragt, und dann doch gehofft, es würde besser werden, weil ich bleiben, meinen Einsatz abschließen, und sehen möchte, wie es weiter geht mit meinen schwerkranken Patienten, während ich ja eigentlich nur Schmerzen im Fuß hatte und trotzdem laufen konnte. Geht einem der Blick für die eigenen Bedürfnisse verloren, wenn man den ganzen Tag dabei ist, den Mangel zu verwalten? Die zweite Frage, weit hinten und eigentlich nur in Klammern in einem Winkel meiner Gedanken gestellt, lässt sich nicht beantworten. Meine gläubigen Freunde, die hoffen und erbitten, dass Gott diejenigen schützt, die sich aufmachen, um eine solche Arbeit zu machen, beten für mich. Gott wird deinen Fuß nicht gleiten lassen, und der dich behütet, schläft nicht. In gewisser Weise hat Gott meinen Fuß gleich am ersten Tag gleiten lassen. Hat er denn geschlafen oder gibt es eine andere Erklärung für diese in meinen Augen ziemlich unnötige Verkomplizierung des Einsatzes? Gott ist nun nicht einer, der schläft und auch eine grundlose, willkürliche Zuteilung von Leiden ist nicht sein Ding, wenn man sich durchliest, wie Jesus, sein irdisches Selbst, gelebt, gearbeitet, was er erzählt und erlitten hat. Die Frage, warum mir derlei passiert, mündet in den weiten Strom der Fragen, die allerdings lauter und deutlicher zu stellen wären: warum die ganze Ärmlichkeit, die Korruption, die ungerechte Verteilung der Mittel in dieser Welt, warum kommen Patienten wegen der schlechten Transportverhältnisse so spät, dass sie an der unnötigen Verschlimmerung ihres Zustandes sterben, warum können wir manchen einfach nicht helfen, weil es die diagnostischen und therapeutischen Mittel nicht gibt? Warum sind die Hierarchien so fest gefahren? Warum bringt der Glaube an die Kräuter der Medizinmänner immer noch Menschen um? Warum, warum, warum und kein Ende nehmen die Fragen und legen mir den Finger auf die Lippen, wenn ich wissen möchte, warum ich mir am ersten Arbeitstag den Fuß brechen musste, obwohl er doch heil geworden ist und ich im Rahmen meines Zuhauseseins in einem reichen Land keinen Mangel habe? Und ich bin froh und zufrieden, dass die Entscheidung zu bleiben in keiner bisher erkennbaren Weise geschadet hat. Was vielleicht auch ein kleines Wunder ist, weil nach üblicher Ansicht Knochenbrüche dieser Art ruhig gestellt gehören. Eigentlich. So bin ich vor allem dankbar, nicht nur für die Möglichkeit, auf beiden Füßen wieder ohne Beschwerden laufen zu können, sondern auch für die dichte und intensive Zeit im Projekt, die Begegnungen mit Kollegen, Patienten und all den anderen, für die Niederlagen und für all das, was gut gelungen ist. Auch, wenn Ecken und Kanten bleiben, an denen man sich stoßen kann.

Ebola

Im Sommer 2014 veränderte sich vieles im Land. Der Ausbruch der Seuche führte dazu, dass auch in Sierra Leone das ohnehin noch auf wackeligen Beinen stehende Gesundheitssystem fast vollständig einbrach. Schutzkleidung und das Wissen über die Krankheit waren nicht ausreichend vorhanden, Mitarbeiter infizierten sich und starben, tief lag das Misstrauen der Menschen zunächst gegenüber allem, was von außen an Sicherheitsmaßnahmen diktiert und gefordert wurde. In der deutschen Zentrale von German Doctors wurde hin und her überlegt, wie man die Unterstützung in dieser komplizierten Situation weiter sinnvoll gestalten könnte. Es wurde zunächst eine grundlegende Ausbildung der Mitarbeiter Serabu's durch Experten des Tropeninstituts in Würzburg initiiert und die Versorgung mit ausreichend Schutzmaterial gesichert. Auf Anraten von Seiten der Würzburger wurde zunächst darauf verzichtet, weitere ehrenamtliche Ärzte vor Ort zu schicken, es blieben einzig eine, später zwei deutsche Langzeitärzte. Die Patientenzahlen verringerten sich, die Angst, sich im Krankenhaus mit Ebola zu infizieren, hielt die Menschen in der Umgebung davon ab, auch mit den reichlich vorhandenen anderen Gesundheitsproblemen in der Klinik Hilfe zu suchen. Schwerkranke Kinder mit Malaria und Mütter mit Schwangerschaftskomplikationen starben zuhause. Das Land erfuhr einen schweren Rückschlag in der Entwicklung der Gesundheitsversorgung und gleichzeitig von Bildung und Wirtschaft. Dank der Unterstützung musste das Krankenhaus in Serabu jedoch nicht schließen, sondern konnte kontinuierlich die Arbeit fortführen. Die Basisversorgung in allen Fachrichtungen konnte weiterhin angeboten werden, dank des Einsatzes und der Kompetenz der einheimischen Mitarbeiter.

In den Medien war Ebola solange ein raumgreifendes Thema, wie die Ansteckung ausländischen Gesundheitspersonals drohte. Inzwischen hat sich die Medienpräsenz weitgehend verloren. Dabei gerät zuweilen in Vergessenheit, dass auch bereits vor

Ausbruch der Seuche die Gesundheitsversorgung der Bürger der betroffenen Länder mangelhaft, die Lebenserwartung mit 30 bis 40 Jahren niedrig und die Kindersterblichkeit hoch war. Ebola hat vieles, was sich seit dem noch nicht lange zurückliegenden Bürgerkrieg hat entwickeln dürfen, wieder zunichte gemacht. Ich bin froh, über Serabu immer wieder auch gute Nachrichten zu hören, und dass die Mitarbeiter vor Ort ihr Krankenhaus nicht im Stich gelassen haben. Der neue Schwerpunkt der Arbeit ist nun die Aufklärung und der Wiederaufbau der Gesundheitsstationen in der Umgebung.

Teil II • Mathare Valley, Nairobi, Kenia

Sechs Wochen Chirurgie in der Slum-Ambulanz (German Doctors)

Anayefuata aingie – Der nächste, bitte! • Mathare – Hausbesuche mit Rose • African Ladies – Martha, Clinical Officer • Uchungu Wapi – Wo tut es weh? • African Ladies – Evelyne, Übersetzerin • Auszeit mit Giraffe • African Ladies – Grace, Haushälterin • Unisaidie Tafadhali – Bitte hilf mir! • African Ladies – Dolphine • Lala kwa kitanda – Leg dich hin! • African Ladies – Miriam und ihr Papa Isaac • Sifahamu – Ich verstehe nicht • African Ladies – Martha vom Sicherheitsdienst • After Work colors • Shoeshine • Nachrichten von Peter

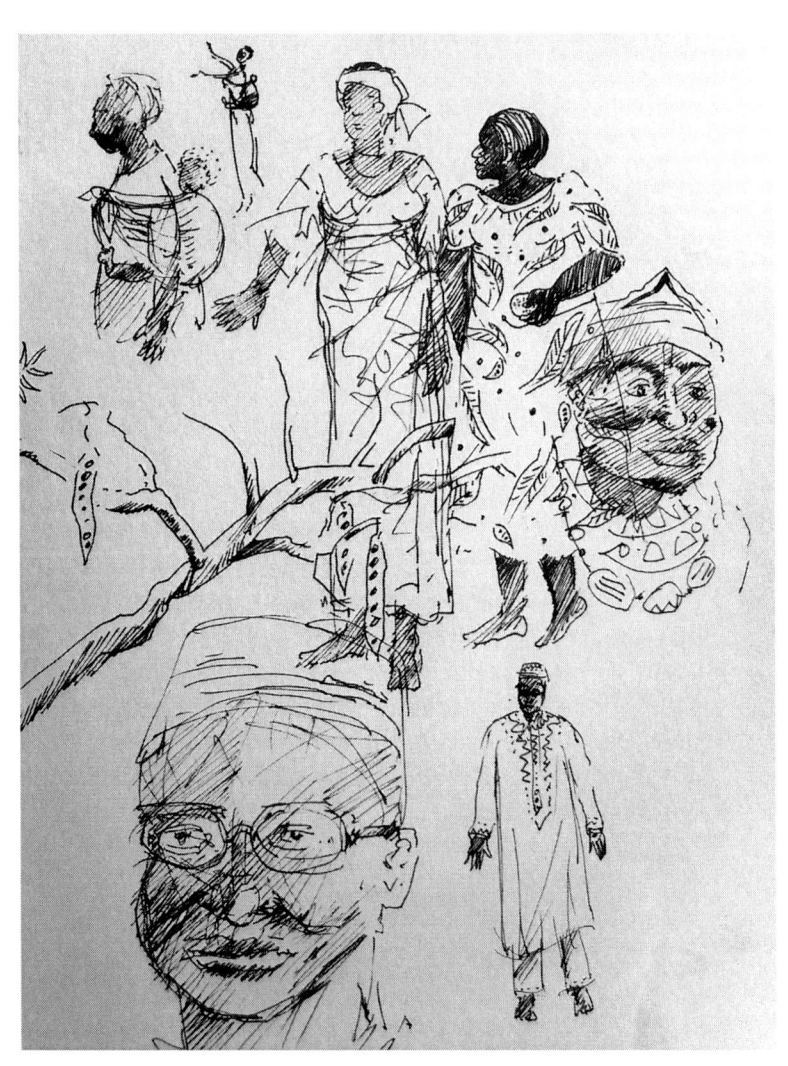

Anayefuata aingie – Der nächste bitte!

Im Januar und Februar 2015 arbeitete ich für sechs Wochen mit German Doctors in deren Klinik im Mathare Valley Slum, dem zweitgrößten Slum Nairobi's. Dort leben ca. 400.000 Menschen unter katastrophalen Bedingungen: die meisten Hütten haben weder Wasser-, Strom-, Abwasserversorgung oder Latrinen, es gibt kaum Infrastruktur, das Gebiet wird von eher zwielichtigen Landlords beherrscht, die sich die Hüttenmiete teuer bezahlen lassen. Wasser muss am Wasserkiosk für Wucherpreise gekauft werden. Die HIV-Rate liegt bei ca. 10 %. Unter den Meldungen über die Ebola-Epidemie gerät zuweilen in Vergessenheit, dass immer noch wesentlich mehr Menschen an AIDS und Tuberkulose sterben. Die Kindersterblichkeit für Unterfünfjährige liegt hier bei ca. 12 %, wobei die häufigsten Todesursachen Lungenentzündungen, Durchfall, AIDS, Malaria, Masern und Mangelernährung sind. Sorge bezüglich Kenia bereitet auch die von Somalia aus agierende, islamische Terrororganisation Al Shabaab, die aufgrund der militärischen Beteiligung Kenias an der Friedensmission in Somalia auch hier für Bombenanschläge und Zerstörung sorgt. Im Projekt (die Klinik trägt den Namen „Baraka", was „Segen" bedeutet) unterstützen stets sechs deutsche Ärzte ehrenamtlich die einheimischen Mitarbeiter und wechseln sich jeweils nach sechs Wochen ab.

Mathare – Hausbesuche mit Rose. Kontraste.

Ein fliederfarbenes Kostüm, dazu flache, bequeme Sportschuhe in Hellgrün. Rose, kugelrund, ist langjährige Sozialarbeiterin, ehemalige Matharebewohnerin und für den Marsch durch das Pfadelabyrinth gut gerüstet.

Bis in die Felsen am Rande des Tals hineingebaut, jeder Meter, der als Baugrund zu haben ist, genutzt, reiht sich Wellblechverschlag an Wellblechverschlag. Keiner wie der andere, jedes Bauwerk individuell zusammengesetzt aus Wellblech, Abfallmaterial, alten Schildern, Plastikplanen, Brettern. Aneinandergefügt mithilfe von Nägeln, die teils mit Kronenkorken unterpolstert sind, um die Bleche nicht auszureißen. Farbspuren, hier und da Malerisches zur Verzierung. Schriftzüge. Nummern.

Schmal sind die Durchgänge, felsig, sandig, mit nicht wiederverwertbarem Müll übersät, von trüben Abwasserrinnsalen durchzogen, von Wäscheleinen überspannt. Überall ist jemand am Waschen, und es ist Ehrensache, es sich zumindest äußerlich nicht anmerken zu lassen, wo man wohnt.

Rose hat einen Leinenbeutel mit wichtigen Dingen geschultert. Ein paar Malaria-Medikamente, etwas gegen Schmerzen, das dreieckige Holzkästchen mit Lücke an einer Spitze zum Tablettenzählen, die auszufüllenden Formulare für die registrierten Tuberkulose- und HIV-Patienten. Ein großes Stofftaschentuch, um die Schweißperlen von der Stirn zu wischen. Ihr täglicher Gang durch Mathare ist ein langsamer, denn Rose kennt unzählige Menschen. Hier ein Gruß, dort ein Händedruck, hier eine Ansprache, dort ein Rat. Besorgte und lachende Gesichter. Wie anderswo auch.

Erstes Ziel auf dem Weg ist eine Familie, bei denen neben dem freundlichen Gespräch, wie es geht, die Tabletteneinnahme kontrolliert werden muss. Vater, Mutter und jugendlicher Sohn – alle drei aidskrank und unter Tuberkulose-Therapie, leben gemeinsam auf ca. 9qm, die noch einmal durch einen Vorhang in Sitz- und Schlafbereich unterteilt sind. Als Tapete dienen alte Zeitungen oder Plastiktüten, im besten Fall eine Gardine, die Habseligkeiten sind im Raum und an den Wänden aufgestapelt. Waschbütten, Koffer, Geschirr, Kleidung in Säcken. Ein Durchgangsquartier eigentlich, so war es einmal gedacht, und wird für manche doch zur dauerhaften Behausung.

Der alte Vater ist stark erkältet. Ein Problem, das noch einfach zu lösen ist und deshalb nur am Rande gestreift wird. Wichtiger ist die regelmäßige Einnahme der HIV- und Tuberkulose-Therapie. Die Tabletten werden gezählt, mit den Vorstellungsterminen in der Klinik verglichen und in einem Formblatt eingetragen. Rose ist streng. Wenn auch nur zwei Einnahmen nicht erfolgt sind oder eine Tablette fehlt, werden Termine verschoben und, wie sie selbst später schmunzelnd erklärt, Stress gemacht. Das Risiko einer multiresistenten Tuberkulose, einer HIV-Therapie, die nicht mehr anschlägt, ist zu hoch. Aber Rose lobt auch – der Sohn der Familie, jetzt wieder in viel besserem Zustand als noch vor einem halben Jahr, lagert die Medikamente ordentlich sortiert in einem Holzkästchen. Da gebe es ganz andere Patienten, sagt Rose und der junge Mann strahlt.

Es geht weiter zwischen Blechwänden, unter Wäscheleinen hindurch. Ein Huhn ergreift die Flucht. Drei Mädels, schmuck frisiert und in Schuluniform, wollen Hände schütteln. Nächste Station ist der Verschlag einer alten, herzkranken Dame. Ihre Hütte ist ähnlich aufgeteilt, sie wohnt hier zusammen mit ihren vier Enkeln, nachdem beide Eltern gestorben sind. Auch hier ist alles sauber und ordentlich, wenn auch ärmlich und karg. Die alte Dame trägt ein graues T-Shirt mit drei aufgestickten Giraffen, fleckenfrei und fein gebügelt. Sie sei in Sorge um die Enkel, sagt sie, die Lehrer streiken, die Schule fällt aus. Was, wenn die Enkel nicht den Weg heraus aus der Enge und Armut schaffen? Rose schaut sich die Tabletten an, die in einem Stoffsäckchen aufbewahrt werden. Alles ist noch genügend vorhanden.

Der Trampelpfad, jetzt eine Kletterpartie bergauf über Felsbrocken, Küchenabfälle und alte Plastiktüten, führt zu einer jungen Mutter hinauf, die mit fünf Kindern auf den denselben 9 qm wohnt. Das kleinste, gerade acht Monate alt, hat ein kummervolles, wenn auch gut genährtes Gesichtchen und sitzt lethargisch am Bettrand. Spielzeug gibt es keins. Zeit zum Spielen und Weltentdecken ist kaum. Die nächstgeborenen Mädchen spielen Handabklatschen. Ein größerer Junge steht vor der provisorischen Tür und schaut nach einem kleineren, der nackt und sandig auf der bloßen Erde sitzt. Die Mutter ist mager, hat aber ein offenes und klares Gesicht. Die Hütte ist ordentlich und sauber. Die Tablettenzahlen für die HIV- und Tuberkulosetherapie stimmen exakt. Nur die Hände machen ihr Sorgen, die Arthritis der Fingergelenke bringt sie noch um die Arbeit als Wäscherin. Wie soll es weitergehen, wenn sie nicht mit ihren Händen arbeiten kann?

Draußen treffen wir einen jungen Mann, völlig verschwitzt, aus der Nachbarhütte. Er hat ein neues Motorrad gekauft, noch sind die Lenkergriffe mit Plastikfolie überzogen, es strahlt und glänzt. Er will sich als Taxifahrer selbstständig machen. Jetzt wuchtet er das gute Stück hinauf zu der der Hütte seiner Familie.

Es geht weiter zu einem Paar mit zwei kleinen Jungen. Die rohen Wände sind mit schwarzen Plastiktüten bedeckt, auf dem Kohleöfchen ist gerade der Maisbrei fertig geworden. Die vier Zahnbürsten der Familie schauen wie kunterbunte Stängel aus einer Schale, die auf der kleinen Stereoanlage ruht; aus den Lautsprechern scheppert Musik, in der die Sonne scheint. Rose ist stolz auf den Familienvater, der seine Medizin ordentlich nimmt und mit dem Trinken aufgehört hat. Sieht man die Menschen außerhalb ihrer Umgebung, würde man keine Wohnung wie diese erwarten. Gepflegt, sauber, in gewisser Weise selbstbewusst. Auch die Vorstellung in unseren Behandlungszimmern in der Klinik erfolgt stets in der besten Kleidung, sehr gepflegt und frisch gebadet. Solange Ordnung und Schönheit anwesend sind, ist die Hoffnung nicht unterzukriegen.

Weiter geht es, hinaus aus der brütenden Hitze des kleinen Raumes, nach draußen. Wir kreuzen die Hauptgasse, wo sich viele winzige Lädchen aneinanderreihen. Hier kann man Guthaben fürs

Handy, dort ein paar Bananen, kleine getrocknete Fische und frisches Gebäck kaufen.

Auch bei der nächsten kleinen Familie im Wellblechbau hat Rose ein Auge für das, was gut klappt und lockt es auch mit Vergnügen zum Vorschein. Der Familienvater kann nicht mehr laufen und nur noch mühsam sprechen. Eine HIV-assoziierte Gehirnentzündung aufgrund von Kryptokokkenbefall hat ihm die Mobilität genommen und teilweise die Sprache verschlagen. Er spricht langsam und schwer verständlich. Aber die beiden kleinen Mädchen, fein und farblich Ton in Ton gekleidet, sind gesund, da beide Eltern sehr verlässlich die Medikamente nehmen und die Mutter damit eine Übertragung von HIV in der Schwangerschaft verhindern konnte.

Ob Rose ihre Besuche angekündigt habe, frage ich sie draußen? Nein. Alle sind unvorbereitet, sie melde sich nicht an. Es ist nicht eine Fassade, was ich sehe, sondern der tägliche Versuch, sich im Elend ein Stück Würde zu bewahren.

Letztes Ziel ist wieder eine sehr hagere Großmutter, die ihr kleinstes, jetzt krankes Enkelkind auf dem Schoß hält. Von weit im Norden stammt sie, spricht gut englisch und hat auch bisher gut für die Kleinen sorgen können, im Moment ist es aber gerade ein bisschen viel an Herausforderungen, sagt sie, und sieht sehr müde aus. Die zwei eigenen Enkel- und zwei Nachbarskinder sitzen still auf dem abgewetzten, blauen Sofa, aus dem an den Seiten die Füllung heraushängt, und schauen ängstlich auf die beiden Besucher, immerhin ist eine Weiße mit vier Augen (also mit Brille) dabei. Es ist heiß und stickig in dem dunklen Räumchen, durch die Löcher in den Blechwänden scheint die Sonne wie Sterne am dunklen Nachthimmel. Das Kleinste ist quengelig, glüht vor Fieber. Rose beschließt kurzerhand, die beiden mit nach Baraka zu nehmen. Wir machen uns auf den Weg zurück zur Klinik. Gut, jemanden dabei zu haben, die den Weg durch das unübersichtliche Wegelabyrinth kennt.

Mathare Valley zu beschreiben, ist nicht einfach. Kein einzelnes Adjektiv trifft nur allein zu. Das Glas ist zugleich halbvoll und halbleer. Die Umstände sind grauenvoll und doch gelingt es immer wieder auch dem einen oder anderen, das beste daraus zu machen. Es ist möglich, kaum etwas zu haben und trotzdem mit dem Winzigkleinen etwas Neues zu versuchen. Und wenn es nur der Verkauf von kleinen Erdnusspäckchen ist, oder einer Handvoll Fische. Es gilt, nicht angesichts des Wenigen zu kapitulieren, sondern die Hoffnung nicht aufzugeben. Man könnte schreiben: „Das Elend ist unüberschaubar. Es erschlägt und lässt verstummen". Das stimmt wohl, ist aber nur die Hälfte des Ganzen. Man könnte auch schreiben: „Überall sind wohl Müdigkeit, aber auch kleine Spuren von Hoffnung zu finden, an Orten und in Gesichtern, und der Wille, das Wenige zum Guten und auf Zukunft hin zu gestalten." Auch das ist wahr und nicht zu übersehen, wenn man nur genau hinschaut...

African Ladies – Martha

17.15 Uhr am Nachmittag. Die letzte Patientin hat sich gerade aus dem Sprechzimmer verabschiedet und macht sich auf den Heimweg. Martha bittet mich an ihren Schreibtisch im Baraka Health Center. Durch das offene Fenster sind die Stimmen der Menschen auf der Straße und flotte Musik zu hören. Vor fünf Jahren startete Martha ihre Berufstätigkeit als Clinical Officer mit dreijähriger Ausbildung (angesiedelt zwischen pflegerischem und ärztlichem Tun) in einem Krankenhaus in Nairobi: für zwei Jahre arbeitete sie in einem HIV-Programm mit dem Ziel, die Mutter-Kind-Ansteckung zu verhindern. Immer gab es eine Leidenschaft für die Arbeit, besonders mit Kindern, im medizinischen Bereich für die Tochter eines kenianischen Bankers und einer Ministerialangestellten.

Die Arbeit in Baraka ist anders, als sie es erwartet hatte, sagt mir Martha. „Es ist umfangreicher, als ich es mir je vorgestellt hätte, aber es ist nicht nur traurig, es gibt auch Momente großer

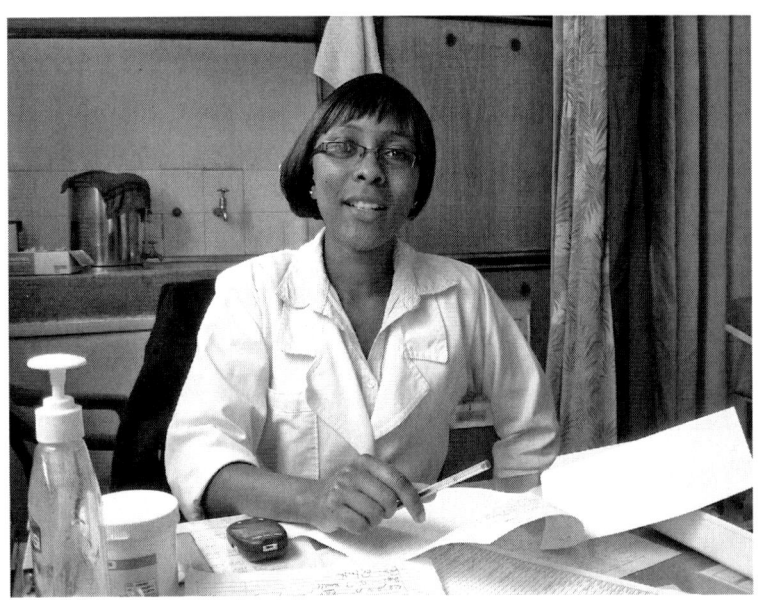

Freude." Sie fand eine vielschichtige Gesellschaft vor mit sehr unterschiedlichen Bedürfnissen. Und obwohl es nicht immer einfach ist, arbeitet sie gerne hier.

„Wo siehst du dich in zehn Jahren? Hast du Träume?" frage ich sie.

In der Tat hat Martha Pläne: ein Kinderhaus zu eröffnen, eine Schule zu bauen, vielleicht eine Klinik, aber vor allem in der Ausbildung von Kindern mitzuwirken.

Damit ihre Träume Gestalt annehmen können, hat Martha ein Fernstudium in Sonderpädagogik an der Kenyatta University begonnen und hat gerade das zweite von vier Jahren abgeschlossen. Und obwohl sie auch Mutter einer fünfjährigen Tochter ist, belegte sie Kurse in Gebärdensprache, um für die Gehörlosen in der Kirchengemeinde übersetzen zu können. „Ich liebe Herausforderungen", sagt Martha. Und sie möchte ihr Bestes geben, mit dem was sie hat und wo sie gerade ist. „Auch wenn es heute wolkig ist, könnte morgen ein hellerer Tag sein", meint sie. Nach fünf Wochen Zusammenarbeit in Baraka glaube ich ihr gerne, was sie berichtet.

Uchungu wapi? – Wo tut es weh?

Die Ambulanz an einem Dienstagmittag. Ein Herr mittleren Alters beklagt, neuerdings magnetisch zu sein. Ein Fall für die Chirurgie, denn: beim Arbeiten ist ihm vor einigen Tagen ein Metallsplitter in den Unterarm geraten. Die Schwestern im Dressingroom sind zuversichtlich, dass die Entfernung des Fremdkörpers schnell erledigt ist und möchten die Aktion noch vor der Mittagspause gestartet sehen.

Die Chirurgin spritzt die örtliche Betäubung und schaut noch schnell eine Lady mit Malariasymptomatik an. Bei täglich an die 300 Patienten (verteilt auf sechs Ärzte) sind nicht nur die Patienten des eigenen Fachgebiets anzusehen.

Das Metallteilchen ist schnell entfernt, allerdings springt der Patient fast vor Schreck vom Tisch, als dicht neben ihm das Sterilisationsgerät Dampf ablässt. Auch die Chirurgin fragt sich, ob das Teil demnächst explodieren könnte, es klingt fast so und schickt wütende Dampfsalven in den Raum hinein. Die Geräuschkulisse dient nicht unbedingt der Entspannung, zumal auch auf der anderen Seite des Vorhangs gegipst und Beinulzera verbunden werden, aber der Patient ist schließlich doch dankbar, vom Metall befreit zu sein.

Eigentlich wäre jetzt Zeit für die Mittagspause, aber auf der Liege im Vorraum ist ein neuer Notfall angekommen: nach einer Schlägerei und Bearbeitung mit der Machete muss sofort ein jüngerer Mann angeschaut werden. Auf dem Rücken prangt ihm ein 30 cm langer, tiefer, sowie mehrere kürzere Schnitte. Schürfwunden finden sich im Gesicht, an beiden Händen, Knien und Knöcheln. Der Mann selbst ist nur halb bei Bewusstsein und mag nicht die Augen öffnen. Die Ehefrau, deutlich verärgert über die Aktivitäten ihres Gatten, berichtet eine fünfminütige Bewusstlosigkeit. Also schnell die großen Wunden versorgen, Tetanusimpfung, und dann ab zur Überwachung... so würde man zumindest im deutschen Kontext planen.

Die blutende Nase, zum Glück noch symmetrisch, wird hier nicht geröngt, da sowieso keine Konsequenzen anstehen und Röntgenbilder teuer sind. Und die Überwachung? Schickt man den Patient ins nächstmögliche Krankenhaus, so wird er dort vermutlich vier bis sechs Stunden warten müssen, bis er neben all den anderen Notfällen dann endlich an der Reihe ist, angeschaut und vermutlich auf der Stelle wegen Geringfügigkeit wieder nachhause geschickt wird. Aber: während der Wartezeit im Klinikbereich, die Ehefrau an der Seite, ist, falls sich das Befinden drastisch verschlechtern sollte, schneller jemand zu erreichen als von zuhause aus, wo man ihn erstmal auf ein Motorradtaxi laden und im immer etwas unübersichtlichen, chaotischen Straßenverkehr in die Klinik bringen müsste.

Endlich sind alle Wunden versorgt, der Patient ist wieder soweit in der Lage, die Augen zu öffnen und zu berichten, welcher Wochentag heute und wann sein Geburtsjahr ist. Die Mittagspause kann angetreten werden, die vier Weißbrotscheiben mit Tomate, die jeder der Ärzte bekommt (ein Privileg, denn die anderen Mitarbeiter erhalten die Brotscheiben ohne Belag), warten glücklicherweise noch in einer Plastikdose. Die Köchin macht jetzt auch Pause und verbirgt sich hinter der Tageszeitung. Und in der Tat ist in der Daily Nation Interessantes an Informationen zu finden: 170 Freiwillige, kenianische Schwestern, Laboranten und Ärzte, machen sich demnächst auf nach Westafrika, um im Kampf gegen Ebola zur Hilfe zu eilen. Auch ist eine 80-jährige mit fünf kg Cannabis erwischt worden. Sie habe den Dealerjob von ihrem verstorbenen Ehemann geerbt und erwartet nun ihre Verurteilung.

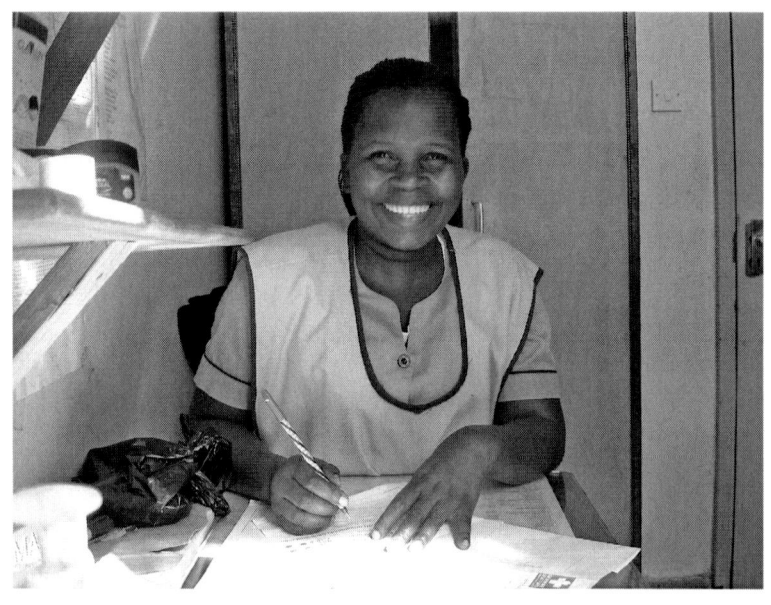

African Ladies – Evelyne

Yes, I can! – „Ich schaffe es!" Das klingt ein wenig wie Obama, diese Worte waren aber bereits Evelyne's Motto, bevor Obama zum Präsident gewählt wurde. Als sie vor 27 Jahren in Mathare geboren wurde, war ihr Vater ein kirchlicher Angestellter, und als sie die vierte Grundschulklasse absolviert hatte, erhielt Evelyne durch einen Spender die Chance, ihre schulische Ausbildung im Internat weiterzuführen. Eine wunderbare Chance, sich weiter zu qualifizieren, aber mit dem Nachteil, dass sie ihre Eltern nur noch zweimal im Jahr zu Gesicht bekam. Als sie 15 Jahre alt war, zog sie mit ihrem Bruder zurück nach Nairobi und besuchte dort die weiterführende Schule, die sie so gut abschloss, dass sie mithilfe einer weiteren Spenderin eine Ausbildung als Laborantin beginnen konnte. Leider wurde diese Unterstützung vorzeitig beendet, so dass Evelyne nicht weiter studieren konnte. Zudem erkrankte ihr Bruder und starb. „Ich kam an meine Grenzen," sagt Evelyne, es war eine Zeit großer Trauer. Aber das tapfere Mädchen gab nicht auf, sondern fand eine Stelle im Putzdienst von Baraka Health Center, weil ihr Vater der leitenden Schwester bekannt war. Zwei Jahre später wurde eine Übersetzerin gesucht und man erinnerte sich an Evelyne's gute Schulabschlüsse. Nun konnte sie während der Sprechstunde für die deutschen Ärzte übersetzen.

„Den Traum, eines Tages doch noch Krankenschwester zu werden, habe ich nie aufgegeben", sagt Evelyne. Aber sie muss noch für die Ausbildung sparen. Ihr Mann, ein selbstständiger Kleinunternehmer, wird sie unterstützen, dessen ist sie gewiss. Er kümmert sich auch jetzt schon gut um die Kinder Stephanie, Jeremia und Scholastica, wenn sie bei der Arbeit ist.

Sie schätzt ihre Arbeit in Baraka. Und obwohl ihr Arbeitsplatz eine 2-Stunden-Reise im Matatu-Bus von ihrem Zuhause entfernt ist, war sie immer schon da, wenn am Morgen die Ärztin zur Arbeit kam. Am liebsten übersetzt Evelyne für die Kinderärzte. Und immer wieder einmal verlässt ein Kind, das anfangs sehr geweint hat, die Ambulanz stolz mit einem von Evelyne bemalten Gummihandschuh-Ballon...

Auszeit – Waldspaziergang mit Giraffe

Mittagshitzeflirren.
Stille.
Nur das Schnarren und Zirpen der Grillen, fast schrill, dann und wann ein Vogelruf.
Die weite Ebene liegt ruhig unter der Last einer gleißenden Sonne.
Blau am Horizont der Mt. Longonot.
Im lichten Wald sprenkeln Sonnenflecken den sandigen Weg.
Baumhoch, in langsamem Schritt, leicht wiegend und auf eigene Weise graziös, die Giraffe.
Blattzupfend hier und da, dann wieder die Augen mit den langen Wimpern in Richtung der sieben Wanderer gerichtet.
Prüfend.
Nachdenklich.
Uninteressiert, solange die Distanz gehalten wird.
Ein Schritt zuviel in die Nähe und das große Tier wendet sich ab, geht gemächlichen Schrittes davon, um in gebührender Distanz wieder innezuhalten, ein Blatt aus der Baumkrone zu zupfen, als sei nichts geschehen.
Umwichtig, die kleinen, verschwitzten Gestalten, die im Sand sowieso nur langsam vorankommen.
Eilig verschwindet ein Warzenschwein im Dickicht und hinterlässt eine Staubwolke.
Süß liegt der Duft der Salbeibüsche über der Ebene.
Hoher Mittag.

African Ladies – Grace

Frische Handtücher in Schmetterlingsform zu bringen, die Schlafzimmer mit kleinen Arrangements von Bougainvillea zu dekorieren – Grace hat eine Gabe, die Dinge des täglichen Lebens schön zu gestalten. Und wenn die Waschmaschine wegen Stromausfall nicht funktioniert, wartet sie nicht etwa auf bessere Tage, sondern wäscht die gesamte Wäsche von sechs Ärzten auch mal an einem Tag mit der Hand: auf der Terrasse, mit drei Eimern und Gartenschlauch ausgerüstet, die Füße in Gummistiefeln.

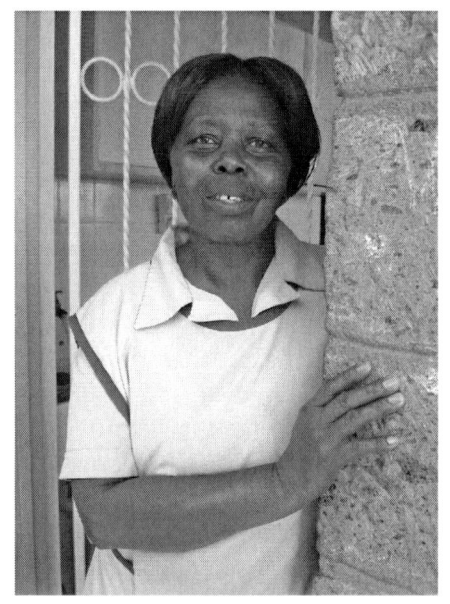

Nun ist sie über 50 Jahre alt und ihr Leben war reich an Herausforderungen. Sieben Kinder hat sie geboren, nach dem zweiten verließ ihr Ehemann sie wegen einer anderen Frau. Um für sich und die Kinder sorgen zu können, handelte sie mit Gemüse. Als sie nach Mathare zog, geriet sie zunächst in die Nachbarschaft eines anderen Stammes und wurde mit Schlägen vertrieben. Sie begann als Gesundheitshelferin zu arbeiten, dann schließlich fand sie eine Stelle als Haushaltshilfe im Doctors' Haus von Baraka. Sind jetzt bessere Zeiten gekommen? So ganz davon überzeugt ist Grace nicht. Große Kinder, große Sorgen. Eine Tochter wurde mit Kleinkind von ihrem Mann verlassen. Andere tun sich schwer, auf eigenen Füßen zu stehen, konnten keine gute Ausbildung machen. „Wenn ich an all das denke, was schwierig war in meinem Leben, kommen mir die Tränen," sagt Grace. „Aber ich bin Gott dankbar dafür, wo ich heute bin." Obwohl noch viel zu tun ist...

Unisaidie tafadhali – bitte hilf mir

Ein normaler Tag im Baraka Health Center, Mathare Valley Slum, Nairobi.

Mitwirkende: Eine Übersetzerin, zwei Schwestern und eine chirurgische Daktaria. In kleiner Entfernung die Kollegen in ihren Sprechzimmern, die man zur Not hinzuziehen kann bzw. die sich eine Zweitmeinung erbitten...

Im Sprech- und Verbandszimmer stellen sich heute vor:

Eine ältere Dame mit Übergewicht und viel zu hohem Blutdruck, ein Mädchen, fünf Jahre alt, mit Grünholzfraktur am linken Unterarm, ein kleiner Junge, der ab heute einen zirkulären Gips braucht, ebenfalls mit Grünholzfraktur am Unterarm, ein älterer Herr mit Ausschlag am gesamten Körper, Krusten im Gesicht, am Bauch und Rücken sowie Blasen an Armen und Beinen, ein Baby mit Abszess (5 cm Durchmesser) am Oberarm, ein junger Mann mit bellendem Husten und heftigem Giehmen und Brummen über der gesamten Lunge, eine junge Mutter, HIV-positiv, mit Husten seit einem Monat, ein junger Mann, der einen Schlag auf den Kopf erhalten hat, die Wunde eitert, ein älterer Herr mit 15 cm breitem Unterschenkelgeschwür, ein kleiner Junge mit Verbrennungen 2. Grades am Oberarm, ein Mädchen mit Abszessen am Ohrläppchen und am Fuß, eine 80-jährige, die sich vor zwei Wochen den Unterarm gebrochen hat, aber bisher nicht beim Arzt war, ein älterer Herr mit heftigen Magenschmerzen seit Wochen und Gewichtsverlust, ein Schuljunge, der sich den Oberarm gebrochen hat, eine ältere Dame mit großem Kropf, eine Dame mittleren Alters mit Gewichtsverlust und Husten, ein Baby in schlechtem Zustand mit riesigem Abszess auf der Schulter (Durchmesser 14 cm), eine junge Frau mit Rückenschmerzen nach Sturz vom Motorradtaxi, ein 7-jähriges Mädchen, das sich den kleinen Finger gequetscht hat, der Nagel hängt schief, ein junger Mann, der seit einigen Wochen keine Kraft mehr in den Beinen hat und nur noch mit Stock laufen kann, eine junge Frau mit Kopfschmerzen und Fieber, eine alte Dame mit Rückenschmerzen, ein kleiner Junge mit Risswunde am Bein, ein Baby mit Verbrennungen 2. Grades am Arm, ein Schuljunge, der sich den Unterarm gebrochen hat, ein anderer Schuljunge, der sich zwei Mittelhandknochen gebrochen hat, ein älterer Mann mit schief verheilter Unterschenkelfraktur, der bisher nicht bei einem Arzt war, eine junge Frau, nicht bei Bewusstsein, die auf dem Markt einen epileptischen Anfall hatte, eine weitere junge Frau, die wissen möchte, ob sie schwanger ist, ein Junge, der sich die Ferse gebrochen hat, ein Herr mittleren Alters mit Gamaschenulkus am linken Bein, ein junger Mann, der seit einem Unfall gelähmt ist und jetzt ein Geschwür am Fuß sowie eine Blasenentzündung hat, eine Frau mittleren Alters mit Husten und Pleuraerguss, ein kleiner Junge, der nach Fraktur am Unterarm den Gips bereits drei Wochen zu lange trägt, ein junger Mann mit Warzen am Penis, ein kleiner Junge, der gestürzt ist und nun hinkt, eine junge Frau, die nicht schwanger werden kann, ein Mädchen mit Knochenhautentzündung am Oberschenkel und drei Fisteln zum Knochen, aus denen der Eiter läuft, eine junge Mutter mit Brustabszess (5 cm Durchmesser), ein jüngerer Mann mit einseitigem Hämatothorax nach Sturz, ein älterer Herr mit Abszess am Oberlid, ein kleiner Junge mit Bauchweh und ein junger Mann mit Schmerzen am Fuß nach Sturz, der heute als letzter Patient das Behandlungszimmer verlässt.

Es bleiben: Gipsflecken an Hemd und Hose, Spuren von Desinfektionsmittel auf den Schuhen, die Erleichterung, dass die Arbeit für heute geschafft ist und die Hoffnung, vielleicht hier und da ein wenig geholfen zu haben...

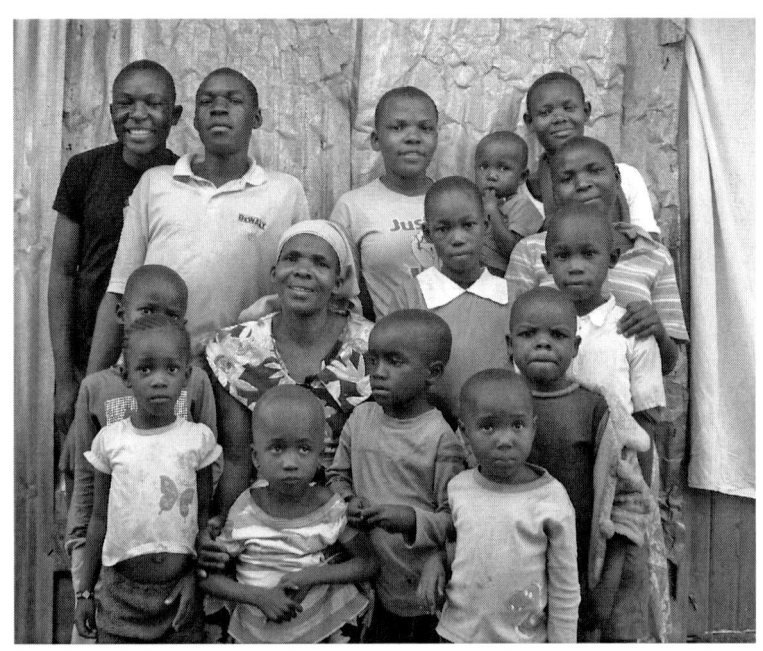

African Ladies – Dolphine

Als Dolphine noch ein kleines Mädchen war und mit ihren Eltern auf dem Land lebte, hätte sie sich sicher nicht träumen lassen, wie viele Kinder sie einmal in ihrer Familie haben würde. Als sie größer wurde, schienen die Dinge in gewohnten Bahnen zu laufen: ein junger Mann bat sie, seine Frau zu werden, sie bekamen Kinder. Und dann, eines Tages, beschloss der Ehemann, mit einer jüngeren Frau zusammen zu leben, und Dolphine war mit einem Mal alleinerziehende Mutter von acht Kindern. Harte Zeiten folgten, nicht zuletzt, weil Ukimwi, AIDS, zunehmend ein Thema wurde. Eine von Dolphine's Schwestern starb und hinterließ ihre Kinder. Dolphine nahm sie zu sich. Eine weitere Schwester starb, auch ihre Kinder nahm sie auf.

Wie kam Dolphine zurecht? Wie finanzierte sie ihre wachsende Familie? Sie begann mit der Arbeit in der Armenküche der German Doctors, belegte Kurse, qualifizierte sich zur Gemeinde-Gesundheitshelferin. Sie mietete eine weitere Hütte in Mathare, nun gibt es eine für die Mädchen und sie und eine für die Jungs. Ein Kind wurde in der Armenküche zurückgelassen. Die Mutter war nicht mehr auffindbar. Dolphine nahm die Kleine zu sich. Es ist wichtig, irgendwo dazu zu gehören...

Nun ist sie 52 Jahre alt. Was wünscht sie sich für die Zukunft? Ein Haus auf dem Land zu haben, sagt Dolphine, mit ihren eigenen Händen etwas anbauen zu können. Allerdings, räumt sie ein, ist es für die Kinder hier in Nairobi viel einfacher, eine gute Ausbildung erhalten zu können. Auch, wenn in Mathare nicht mal Platz genug für einen Blumentopf ist. Aber später vielleicht...

Ein wichtiger Ort ist auch die Frauengruppe, zu der Dolphine gehört. Dort werden Frauenanliegen besprochen, man hilft einander, macht einander Mut, trotz Armut und harten Bedingungen sagen zu können: ich bin stolz auf das, was ich tun kann.

Als ich zu Besuch kam, fehlten immer noch ein paar der Kinder zu einem vollständigen Familienfoto. Auch wenn Stephen, Edwin, Juliet, Esther, Mary und Seline hier nicht zu sehen sind, seien sie zumindest beim Namen genannt...

Lala kwa kitanda – Leg dich hin

Baraka Health Center, Mathare Valley Slum, Montag, 8.10 Uhr. Die Wartebänke sind bis auf den letzten Platz besetzt. Weitere Patienten stehen oder sitzen auf dem Boden. Im Sprechzimmerchen wird der erste Patient hereingebeten. Peter, ein mit 52 Jahren noch nicht alter Herr, stützt sich schwer auf einen Holzstock. Am Freitag hatte ich ihn mit Hüftschmerzen nach Sturz vor drei Wochen zum Röntgen geschickt. Das Bild von Peter zeigt, was ich vermutet hatte: eine verschobene Schenkelhalsfraktur.

Nun gibt es verschiedene Möglichkeiten, von denen die erste und effektivste sofort ausscheidet: die Operation, für die Peter kein Geld hat. Die zweite Möglichkeit, ins Krankenhaus zu fahren, um dort ein Zugsystem anlegen zu lassen, scheidet ebenfalls aus, weil ein sechswöchiger Krankenhausaufenthalt mit „Nur-Herumliegen" sich nicht wirklich lohnt, verglichen mit den täglich dafür entstehenden Kosten. Die dritte Möglichkeit, dass wir das Bein achsengerecht eingipsen, eine Uralt-Methode, völlig aus der Mode, ist nur die halbe Miete, denn Peter, der mit einem Kollegen zusammen einen Verschlag teilt, dürfte dann keinesfalls auftreten.

Peter ist unentschlossen. Jeder Schilling zählt. Ob er wegen der zweiten Gehstütze noch eine Woche warten dürfe? Ein Bekannter sei Schreiner, und der könne die Gehstöcke preiswert herstellen? Die Zeit arbeitet gegen Peter: jeder Tag, an dem er auftritt, sorgt für Bewegung der Bruchstücke und damit wird die Wahrscheinlichkeit geringer, dass die Bruchenden wieder zusammenfinden. Die headnurse wird mobilisiert. Die Möglichkeiten werden noch einmal durchgesprochen. Schließlich bieten wir an, den Gips bei ihm zuhause anzulegen, dann brauche er nicht in Gips und in diesem Fall mit den zunächst kostenfreien Krücken über die Felsen bis zu seiner Hütte zu balancieren. Und dann? Der Kollege sei ja den Tag über nicht zuhause. Er müsse doch aufstehen können? Wir bitten ihn, erstmal eine zweite Gehstütze abzuholen. Dann gehe es weiter. Der Patient verschwindet ohne Gehstützen. Und bleibt erstmal verschwunden. Zwei Tage später meldet sich Peter per Handy. Er will doch das Angebot annehmen, dass wir zu ihm zum Gipsen nachhause kommen. Also wird das benötigte Material zusammengepackt, etliche Kilos Gipsbinden, eine Plastikwanne zum Einweichen, eine neue Rolle Polsterwatte und die beiden Gehstöcke, die er eigentlich hatte abholen sollen. Margret und Kaleb vom Sozialdienst kommen mit sowie Winny aus dem Verbandsraum. Mit der Ambulanz fahren wir einen großen Bogen um den Slum herum und dann auf einem der breiteren Wege wieder hinein. Es geht langsam und holperig voran, die

Gasse ist eng. Vor einem großen Abfallhaufen ist Stopp, der restliche Weg muss zu Fuß zurückgelegt werden. Vom nächtlichen Regen sind die Wege aufgeweicht. Peters Holz-Wellblechverschlag bietet gerade genug Platz für die beiden Betten und noch einen Meter daneben. Um arbeiten zu können, muss die Tür offen bleiben, auch wegen des Lichts, Kaleb und Margret stehen vor und in der Tür, während Winny und ich den Patient begrüßen und die Aktion vorbereiten. Am besten lässt sich diese Gipsvariante noch im Stehen anbringen, wenn Becken und ein Bein bis unterhalb des Knies eingeschlossen sein sollen. „Mach' Fotos von der Aktion, sowas machen wir nicht alle Tage," meinte einer der Kollegen, bevor wir wegfuhren. In der Situation der Gipsanlage, in Arbeit an diesem nackten, überaus mageren und schmerzgeplagten Mann scheint Fotografieren in jeder Hinsicht unpassend und unterbleibt. Wir arbeiten jetzt zu dritt. Es dauert ein wenig, bis der Verband ausgehärtet ist. Wir besprechen, dass Peter über das Ernährungsprogramm ein Mittagessen bekommen soll. Das hat zumindest den Vorteil, dass mittags jemand nach ihm schaut. So sind in den nächsten neun Wochen die Tage zwar noch sehr lang, aber doch unterbrochen durch wenigstens einen Besuch. Ansonsten ist diese Hütte ein überaus trauriger Ort, schmucklos, einsam, karg und dunkel. Wobei das Leben der Nachbarn zumindest akustisch präsent bleibt, und durch kleine Ritzen und Löcher in den Wänden fällt ein wenig Sonnenlicht. Endlich ist der Gips hart, so dass Peter versuchen kann, sich vom Stehen aus ins Liegen zu bewegen. Kaleb macht ihm vor, wie das gehen könnte und endlich liegt Peter auf seinem Bett. Wir lassen ihm noch eine Portion Watte dort, falls doch irgendwo etwas drückt. Morgen soll jemand vorbeischauen, ob alles in Ordnung ist, dann wöchentlich. Ob dieser Versuch, das Gehvermögen zu erhalten, gelingen wird? Ob neun Wochen Bettruhe im Gips ohne Thromboseprophylaxe mit dem Risiko für Druckstellen besser sind als ein restliches Leben lang mit instabiler Hüfte zu hinken? Wobei gar nicht sicher ist, ob sich die Knochen noch zusammenfügen werden... Und die Nachbarn? Es sind so viele Kinder unterwegs, so viele Menschen in den

Gassen, eigentlich sollte einer, der hier liegen muss, nicht alleine sein, eigentlich... „Das ist eine unserer schlimmsten Wohngegenden", meint Rose. „Aber es sind doch so viele unterwegs, wird nicht doch jemand mal nach ihm schauen können?" „Säufer und Huren", sagt eine der Schwestern, „die Vergewaltigungsrate ist hoch dort." „Da wird bestimmt jemand schauen", sagen die Kollegen. Drei Tage später berichtet Rose, der Sozialdienst habe nach Peter gesehen und ihm etwas zu essen gebracht Es sei soweit alles in Ordnung...

African Ladies – Miriam und ihr Vater Isaac

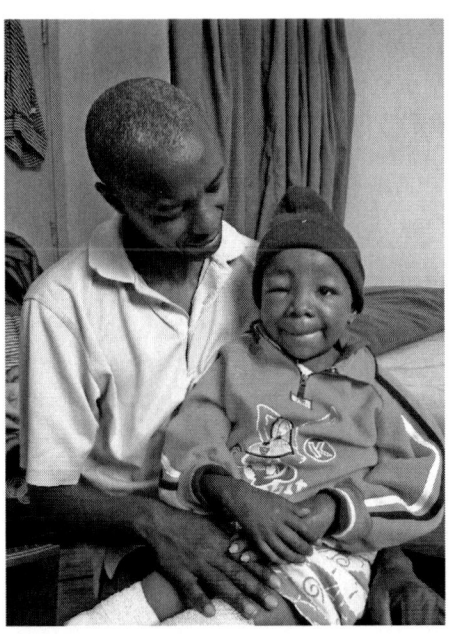

Wenn Miriam dreimal in der Woche zum Verbinden in den Verbandsraum in Baraka kam, hörte man immer wieder auch herzliches Gelächter. Die Zehnjährige hatte einen guten Sinn für Humor und war kein bisschen trübsinnig, obwohl sie genügend Gründe dafür gehabt hätte. Als sie drei Jahre alt war, traten die ersten Gelenkschwellungen auf. Wegen starker Schmerzen folgten monatelange Krankenhausaufenthalte, aber obwohl sie auch von Spezialisten gesehen wurde und es verschiedene Behandlungsversuche gab, gelang es nicht, ihre rheumatoide Arthritis unter

Kontrolle zu bringen. An den Gelenken entwickelten sich Kontrakturen und Druckgeschwüre. Ihr Vater Isaac brachte die anderen Geschwister bei den Großeltern unter, um Zeit für seine Tochter zu haben, denn in afrikanischen Krankenhäusern muss ein Begleiter für Essen und Pflege sorgen. Als alleinerziehender Vater lebte er nun mit Miriam in Mathare. Isaac's Traum ist es, arbeiten zu können. Sich nicht ständig am Existenzminimum zu bewegen. Am liebsten würde er Gemüse verkaufen, aber mit der ständigen Option, Miriam in die Klinik begleiten zu müssen, war das Risiko zu hoch. Eine andere Möglichkeit wäre, elektronische Geräte und Zubehör zu verkaufen. Handys verderben nicht, wenn man sie einen Monat lang liegen lässt... Miriams Traum war es, regelmäßig eine Schule besuchen zu können. Etwas zu lernen. In der Tat war sie ein kluges Mädchen. Nach Probebesuchen in der nahegelegenen Schule für behinderte Kinder war sie nicht wirklich zufrieden. Sie fühlte sich nun mal nicht behindert. „In der normalen Schule war es schöner, es gab andere Möglichkeiten zu spielen," berichtete sie. Allerdings ging es dort auch wesentlich rauer zu – den einen oder anderen Knuff einzustecken, kam nicht unbedingt ihrer körperlichen Verfassung entgegen. Da es in der anderen Schule nicht nur geistig sondern auch körperlich behinderte Kinder gibt, sollte dies der bevorzugte Ort sein. Zumal auch die Anzahl der Lehrkräfte höher ist. Dass Miriam einen Kinderwagen erhielt, so dass ihr Vater sie nicht mehr auf allen Wegen zu tragen brauchte, sorgte nicht nur für größere Bequemlichkeit, sondern brachte auch einen ungewohnten Farbklecks in die immer sehr volle Wartezone in Baraka – sie war bisher die einzige, die in ihrem eigenen Gefährt sitzen konnte... Drei Wochen nach meiner Rückkehr aus Nairobi berichtet mir die Kinderärztin, dass Miriam gestorben sei. In Erinnerung an ihre Tapferkeit und Energie ist das schwer zu begreifen.

Sifahamu – Ich verstehe nicht

Eins.

Ein sehr betagter Herr, hager und knorrig wie ein alter Baum, wird von einem seiner Söhne im Rollstuhl gebracht. Wie schon vor einer Woche trägt er eine leuchtend rote Wollmütze – es ist noch kühl am Morgen, wenn sich die Patienten nach Baraka auf den Weg machen. Schon vor einer Woche berichtete der alte Mann über Schwierigkeiten beim Wasserlassen. Im Ultraschall zeigte sich eine riesige Prostata, die den Harnabfluss behindert. Nein, einen Katheter wolle er auf keinen Fall haben, sagte er bei der letzten Vorstellung, auch die Operation komme nicht infrage. Daran könne man schließlich sterben.

Jetzt ist er wieder da. Das Problem ist noch dasselbe. Erneut erklären wir ihm die beiden Möglichkeiten. Na, dann nehme er doch den Katheter, sagt er. Es dauert seine Zeit, bis der alte Herr die Mütze abgelegt, die Liege bestiegen hat und alles vorbereitet ist. Jared und Winny legen den Katheter. Als der Patient verabschiedet werden soll, ist der Katheter jedoch schon wieder gezogen. Die Schwestern berichten, der Patient habe sich nun doch wieder umentschieden. Er sei froh, dass der Schlauch nun wieder draußen sei. Er könne ja noch zur Toilette, wenn auch mühsam. Es dauert wiederum ein Weilchen, bis der alte Herr die Mütze wieder aufgesetzt hat, von der Liege geklettert und der Rollstuhl an vier Patienten mit Gipsarmen und -beinen vorbei aus dem Raum geschoben ist. Dort trifft der Patient auf Übersetzerin Beth, die seine Stammessprache besser zu verstehen scheint. Gerade besteigt eine Patientin zur Kniepunktion die Liege, als Beth hereinkommt und uns zur Seite nimmt. Der Patient wolle doch einen Katheter, warum wir ihn wieder entfernt hätten? Aber...

Ja, das sei ein Verständnisproblem gewesen, schließlich spreche der Patient Kikuju, aber nicht so gut Kisuahili. Die Dressingroom-Schwestern wollen den neuen Katheter sofort gelegt wissen. Es ist schon spät am Nachmittag, und es warten noch mehrere gebrochene Knochen auf Gipse, das könne parallel gehen. Es dauert wieder ein Weilchen, bis der Rollstuhl an den gebrochenen Knochen vorbeibugsiert, die Mütze abgelegt und die Liege erstiegen ist und genauso lang in umgekehrter Reihenfolge. Diesmal verlässt der Patient Baraka mit Katheter...

Eine Woche später: schon am frühen Morgen grüßt von weitem die rote Mütze. Der alte Herr hat Beschwerden, nur welche diesmal? Die erste Übersetzerin berichtet, es liege daran, dass der Katheter nicht dicht sei. Um wirklich alle Missverständnisse auszuschliessen, wird wiederum Beth geholt, die berichtet, der Patient meine, der Katheter funktioniere, bereite ihm aber zu viele Schmerzen. Wir sollten ihn wieder ziehen. Diese Woche verlässt der alte Herr also Baraka wieder ohne Katheter. Verstehen ist große Kunst...

Zwei.

Nachrichten von Peter, der Sozialdienst meldet, der Gips sei nicht mehr stabil. Ob wir nochmals einen Hausbesuch machen könnten? Aber klar. „Aber du gehst nicht alleine in diese Gegend!" sagen die Verbandsraum-Schwestern. Auf die Idee wäre ich gar nicht gekommen... Wie gehabt machen wir uns mit Gipsbinden und Plastikwanne auf den Weg. Im Verschlag, nur erreichbar über den schlammigen Boden des kleinen Innenhofs, finden wir Peter sitzend. Mehrfach hatten wir ihm gesagt, er dürfe nicht das Bein anwinkeln, damit der Gips nicht breche, Der Gips sei zur Stabilisierung der Bruchanteile da.

Woche 5 nach Fraktur haben wir jetzt, ohne ordentliche Ruhigstellung. Peter hat den instabilen Bereich mit grauen Stofflappen umwickelt, sozusagen ein Päckchen geschnürt, aber es hält eben nicht, was es soll. Noch einmal erklären wir, Schritt für Schritt, einfach ausgedrückt, wozu der Gips da ist. Fragen, ob er wirklich möchte, dass wir ihn erneuern. Fragen, ob er verstanden hat, worum es geht, wie die Alternativen aussehen. Fragen, ob er noch Fragen hat. Doch, er möchte, dass der Gips wieder in die stabile, richtige Position kommt. Er will es wenigstens versucht haben, ob das Bein heilt. Wir verstärken den Gips. Dann stehen wir, und warten, dass das Material aushärtet. Gebeugt, weil die Decke so niedrig ist. Schweigend.

„Ich weiß nicht, wie ihr es sonst haltet, aber wollt ihr ihn nicht fragen, wie es ihm geht mit der langen Liegezeit? Und wie klappt es mit der Versorgung mit Essen?" Weit und breit ist nichts zu essen zu sehen. Auf der Obstkiste neben dem Bett liegt lediglich ein großes Messer. Man könnte meinen, der magere Mann habe sich noch weiter verschmälert, so locker sitzt der Gips um die Hüften herum. Meine Begleiter übersetzen. Peter sagt, es fühle sich an wie im Gefängnis. Aber es habe den Vorteil, dass er nicht mehr so viel Alkohol trinke wie früher, er könne ja nicht weg, um sich mit Freunden zum Trinken zu treffen. Und das Essen? Er wolle kein Essen mehr vom Sozialdienst, übersetzen meine Begleiter. Aber warum nicht? Sein Kumpel solle kochen. Was der wirkliche Grund ist, lässt sich heute scheinbar nicht herausfinden. Waren die Besuche unerfreulich? War das Essen nicht gut? Hat Peter verstanden, er müsse dafür bezahlen? Eine Woche später berichtet der Sozialdienst, der Peter besucht hat, er habe darum gebeten, nicht das bereits gekochte Essen zu bekommen, sondern die Zutaten, damit sein Kumpel kochen könne. Das lässt sich nachvollziehen...

Drei.

Beim morgendlichen Abstieg ins Tal zeigen sich dichte Rauchwolken inmitten des Slums, Flammen lodern, fettiger schwarzer Dampf steigt auf. Es wird einem kalt ums Herz, eingedenk der Enge in den Hütten und Durchgängen, der mit Pappe und Plastikfolie tapezierten und ausgelegten Verschläge, der vielen Menschen auf engem Raum, des schweren Zugangs zu Wasser, der Abwesenheit einer funktionierenden Infrastruktur. Rasches Überschlagen unserer Möglichkeiten – ein einziges Sauerstoffgerät in Baraka, keines in den drei Krankenwagen. Schmerzmittel müsste man erst in der Apotheke holen, wohin die Verletzten legen? An allen Wegen, die Aussicht auf das Feuer bieten, stehen Menschen, Fragen in den Gesichtern. Erst am Nachmittag kommt eine Patientin mit Brandverletzungen, blasig sich abhebender Haut an Armen und Hals. Versteinert wirkt sie, ausdruckslos. Die Hütte ist abgebrannt und alles, was darin war. Auch der gesamt Vorrat an HIV- und Tuberkulosemedikamenten. Rose bringt Nachschub, winziger Ersatz angesichts all des Verlorenen. Wo wird sie unterkommen? Bei anderen. Es wird näher zusammengerückt. Noch näher. Was ist eigentlich passiert? Wo sind die Verletzten? Es sei keiner zu Tode gekommen, heisst es. Es seien Ambulanzen gekommen, sagt jemand. Wie sind sie in das Gassengewirr hineingekommen? Keiner weiß anscheinend Genaueres. Auch die Daily Nation schweigt sich aus. Ist man gewohnt, dass es immer wieder einmal brennt? Interessiert es nicht?

Vier.

Die Daily Nation meldet, dass es im ganzen Land nur zwei Geräte zur Bestrahlung von Krebspatienten gebe. Wartezeiten von einem Jahr nach OP sind keine Seltenheit, bis die Therapie beginnen könne. Eine Patientin wird interviewt, die wohl nach OP in einem Stadium war, das man noch hätte behandeln können, ein Jahr später, als der erste Bestrahlungstermin anstand, jedoch bereits Metastasen entwickelt hatte. Die Thematik hält sich über drei Tage in den vorderen Seiten. Ein junger Mann wird vorgestellt, dessen Bein amputiert wurde, um die Prognose zu verbessern, seine Tapferkeit gelobt. „Wer hier schwerkrank wird und dazu kein Geld hat, dem liefert man am besten gleich den Strick mit," sagt eine Kollegin.

African Ladies – Martha vom Sicherheitsdienst

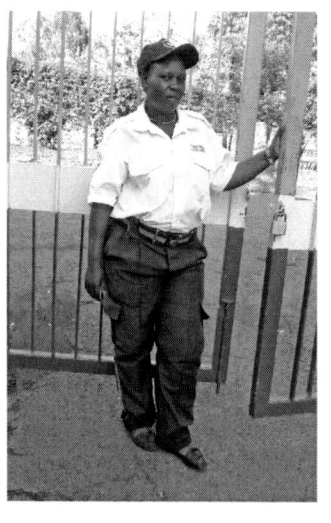

Die Kriminalitätsrate von Nairobi ist hoch. Auch der Gebäudekomplex der Universität hat verschiedene bewachte Eingänge. Mittwochs ist Martha Wächterin am Eingang zu den Personalwohnheimen. Sie hatte das Glück, diese kleine Aushilfsstelle von ihrem Cousin übernehmen zu können. Hat sie Freude an ihrer Arbeit? Hm, nun, es ist nicht gerade ein Traumjob, aber gut, um ein wenig Geld zu verdienen. Ein wenig. Sie wäre viel lieber bei ihren drei Kindern, die mit ihrer Familie auf dem Land leben. Ja, das wäre ihr größter Wunsch, mit ihren Kindern zusammen ein gutes Leben zu führen.

Sie macht ihre Arbeit gut, ist zur Stelle, öffnet das Tor, wenn wir nachhause kommen. Sie ist freundlich und hilfsbereit. Was ist, wenn die falschen Leute Einlass verlangen? Solche, die Böses im Sinn haben? Hat sie eine Waffe? Nein. Es gibt keine Waffe. Aber einen telefonischen Direktanschluss zur Zentrale von Hatari, dem Sicherheitsdienst. Der dann hoffentlich sofort zur Stelle ist.

After Work Colors

Die Sonne neigt sich dem Horizont zu und schickt noch vereinzelt Lichtbänder in den Pfadedschungel von Mathare.

Die Motorradtaxi-Wartebank, hölzern und ein wenig wackelig, ist nur noch vereinzelt besetzt und darf als diskreter Aussichtspunkt dienen.

Auf dem Weg herrscht nach wie vor bunte Betriebsamkeit. Ein steter Strom von Menschen fließt in beide Richtungen, jedoch nicht in Eile; es ist ein ruhiges, beständiges Fließen, zielstrebig, aber auch bereit für Unterbrechungen, einen Wortwechsel, eine Begrüßung. Einen Handel. Ein Innehalten.

Eine Geschäftsfrau sitzt auf dem Boden gegenüber und putzt ihre Backutensilien. Sie hat den ganzen Tag über in heißem Fett Teigkugeln gebacken und dann verkauft. Eine himmelblaue Thermoskanne steht neben zwei Plastikflaschen, die eben aus dem Waschwasser aufgetaucht sind. Ein überaus magerer Hund, hellbraun, mit struppigem Fell und einer Wunde an der Flanke, zieht die Ohren ein und geht drei Schritte rückwärts, als ein junger Mann vorüberläuft.

Ein Schulkind in dunkelblauer Uniform trägt ein Kleineres auf dem Arm. Eine Großmutter in blauschwarzer Karo-Wolljacke und gelbweißem Blümchenkopftuch heuert zusammen mit ihrem Enkel, einem Schulbub, ein Motorradtaxi an. Drei vom Sand graurot bestaubte, magere Schafe drängen sich um eine Abfallkiste auf der Suche nach Gemüseresten, die Köpfe tief hineingetaucht.

Eine Mangoverkäuferin in mangogrüner Bluse wartet auf Kundschaft. Ein Mädchen mit weißem Kopftuch schält Kartoffeln, der Eimer ist bereits halbvoll. Eine kleine Katze mit zerfetzten, blutigen Ohren steigt vorsichtig in eine Abfallkiste mit gelbgrünen Kohlblättern hinein. Eine mittelalte Lady trägt eine zusammengerollte grüne Matratze auf dem Kopf und einen Holztisch in den Händen vor sich her. Ihr Schritt ist langsam und würdevoll.

Ein Schulbub in leuchtend blauem Pullover schaut, was ich schreibe und will mir die Hand schütteln.

Musik, in der die Sonne scheint, dröhnt aus dem Lautsprecher eines in hell-giftgrün gestrichenen Verkaufsbüdchens. Eine sehr alte Dame mit nur einem übrigen Frontzahn bespricht mit einer der Krankenschwestern den Stoffverband an ihrem linken Fuß, der seinerseits in einem blauen Flipflop steckt. Am anderen, gesunden Fuß trägt sie einen grauen Slipper. In einer eingebrochenen

Betonverschalung säugt eine magere Hündin ihre winzigen Jungen, zwei davon sind schwarz, die anderen hellbraun.

Eine wohlgenährte Dame aus der Verwaltung, gelbschwarz gepunktet im Käferlook gekleidet, zupft die gelbe Kostümjacke zurecht. Ein sehr junges Paar trägt ein winziges Neugeborenes im rosa Wollplaid. Ein Schwein, mehr grau als rosig, drängt sich grunzend zwischen zwei Hütten in einen engen Durchgang hinein.

Ein etwa Fünfjähriges im lila Blümchenkleid balanciert eine Tüte geröstete Kartoffelstreifen und strahlt mich im Vorübergehen an. Eine Lady im blaugrauen Kleid schneidet einen Fisch ein, bevor sie ihn in der Reihe der anderen an ein rostiges Metallgestell hängt. Drei Schulmädels in dunkelblauen Blusen und grauen Röcken marschieren vorbei, auf den weißen Kniestrümpfen ringeln sich jeweils drei blaue Streifen.

Zwei alte Damen, gut verpackt in dicke Wolljacken und mit langen Röcken, besteigen ein Motorradtaxi. Eine schlanke junge Frau in rosa Kleid, rosa Ohrring und rosa Haarreif tippt in ihr Handy. Über den Bretterverschlag gegenüber schiebt sich ein letzter Sonnenstreifen.

Rose, heute in petrolfarbenem Pullover, ansonsten in Schwarz gekleidet, macht sich auf den Heimweg, die Donnerstags-Leinentasche ist violett. Ein Bettler, von oben bis unten erdfarben gekleidet, sitzt an eine staubige Wellblechwand gelehnt. Er dreht unermüdlich an einer Schnur, bald links-, bald rechtsherum und streckt die Hand nach den Vorübergehenden aus. Zwei junge Männer, schlank und sportlich, in rotem und weißem T-Shirt, schlendern vorüber. Makellos glänzen die Schuhe.

Drei kleine Mädchen kommen zum Händeschütteln zu mir herüber, ein kleiner Junge im roten Pullover setzt sich neben mich und lacht. Die Geschäftsfrau packt ihre frisch gespülten, dunkelgrünen Teller zusammen.

Ein kleines Mädchen im lila Kleid trägt einen orangefarbenen Schirm. Ben, der starke Mann von der Registrierung, wie immer im blauen Kittel, trägt die letzte Wartebank hinein. Ein schmucker junger Mann im blauen T-Shirt, auf dem eine Windmühle prangt, lehnt lässig am türkisfarbenen Telefonkartenverkaufsstand. Eine Hand ruht an der Hüfte, der andere Unterarm lehnt auf der Theke. Zwei silberne Ketten glänzen auf seiner Brust, eine kurz, die andere lang.

Ein Schulmädel in graukarierter Uniform trägt einen rosa Rucksack mit Mangadesign. Daraus schaut ein blauer Plastikteller hervor. Ein Junge in azurblauer Sportjacke schneidet grünes Gemüse in eine hellblaue Schüssel.

Am Himmel steigt rosig die Dämmerung auf.

Der Watchman schließt das graue Metalltor.

Shoeshine

Am Dienstag trägt Samson die runde Hornbrille.

Ein junger Intellektueller, der hier seinen Freiluft-Schuhladen betreibt? Zugegebenermaßen ist das Geschäftsmodell durchdacht und kundenfreundlich. Eine dunkelgrüne Plastikplane beschattet Kunden und Geschäftsinhaber. Sie spannt sich von zwei Stäben an Schnürsenkeln bis zu Metallhaken in der hohen Steinmauer, die den oberen Slum vom wesentlich nobleren Wohnbereich auf dem Hügel trennt.

Ein Holzschemel steht bereit, auf dem sich der an Schuhreparatur oder Putzaktion Interessierte niederlassen kann. Ein Backstein dient als Fuß- und Schuhauflage, und wiederum ein Holzschemel ganz nah gegenüber als Sitzmöbel für Samson bei der Arbeit. Eine Bütte mit Arbeitsutensilien steht in erreichbarer Nähe, ein Eimer mit Wasser, Schwamm und Seife, ein Sortiment an starken Fäden für Ledernähte, eine Ahle.

Ein mobiler Betrieb, morgens auf-, und abends wieder abzubauen.

Am Donnerstag trägt Samson eine viereckige schwarze Kunststoffbrille. Auch diese steht ihm gut. Gegenüber ist aus einem giftgrün gestrichenen Wellblech-Verschlag laute Musik zu hören. Der in diesem Büdchen residierende Betreiber eines Tattoo-Studios ist einer der vielen Freunde von Samson, und gerne nutzt dieser dort in einer Pause immer wieder den vorhandenen Computer mit Internet-Anschluss. Direkt neben Samson's Schuhputz-Freiluft-Salon liegt die „Blaue Lagune", das Abwasserbecken, in dem sich das gebrauchte Duschwasser aus dem Golfclub hinter der Mauer sammelt. Eine trübe, etwas tiefere Pfütze, die gerne als kostenlose Wasserquelle genutzt wird. Kinder tragen Eimer und Wasserkanister herbei und schleppen diese gefüllt wieder davon.

Am Montag trägt Samson keine Brille. „Wo ist die schicke Brille von letzter Woche geblieben? frage ich ihn. Er lacht. Samson hat sie an einen Kumpel verliehen. Heute möchte ich seine Dienste in Anspruch nehmen, zum ersten und einzigen Mal, denn es kostet mich ein wenig Überwindung, einem anderen meine verschwitzen und staubigen Schuhe für eine Arbeit anzuvertrauen, die ich ohne Aufwand auch selbst ausführen könnte. Jetzt, kurz vor meiner Abreise, beherzige ich den dringenden Rat einer Kollegin, an dieser Stelle die örtliche Wirtschaft anzukurbeln.

Ich werde höflichst begrüßt. Samson strahlt mich an. Ich dürfte einen Schuh mit Fuß darin auf seinem Backstein platzieren, sagt er. Ich denke aber, es ist leichter für ihn, wenn ich die Schuhe ausziehe. So sitze ich bald in Socken auf dem wackeligen Holzbänkchen und schaue Samson bei der Arbeit zu. Zunächst werden die Schuhe und Schnürsenkel mit Seifenlauge gewaschen und dann abgetrocknet. Die Hitze hier oben am Hang trägt das ihre bei und bald kann die Schuhcreme aufgetragen und schließlich poliert werden. Unablässig strömen Menschen am Schuhstand vorüber, bergauf, bergab. Der ganze Slum summt in Geschäftigkeit um diese Zeit, es wird gezimmert, gebaut, ausgebessert, verkauft, gehandelt, transportiert, gesprochen und gestritten – ein dynamisches, sich beständig veränderndes Bild.

Schließlich sind meine Schuhe fertig poliert und strahlen wie schon lange nicht mehr. Ich zahle und bezweifle, dass ein derart geringer Betrag nachhaltig die Wirtschaft ankurbeln wird, aber Samson freut sich über das Intermezzo an einem langen Arbeitstag, der hauptsächlich aus Warten besteht und lädt zu einem erneuten Besuch herzlich ein. Abschied mit Handschlag von dem Grüppchen freundlicher junger Männer, und schon bin ich wieder ein Teil des Menschenstroms, der den Berg hinauf zieht.

Nachrichten von Peter

Ich bin wieder zuhause in Deutschland. Der chirurgische Kollege vor Ort, der mich abgelöst hat, berichtet von Peter. Noch bevor die zwölf Wochen Liegezeit im Becken-Beingips um waren, zeigte sich der Verband wieder gebrochen. Der Kollege verstärkte ihn erneut, diesmal zusätzlich improvisiert mit Einbau von einem Holzstück. Doch schon bald meldete Peter, er habe zu große Schmerzen, das Gebilde müsse abgenommen werden.

Ein Kontrollröntgenbild zeigte, was wir vermutlich alle erwartet hatten: keine Heilungstendenzen. Und nun? Der Kollege, vor Ort mit den täglichen Katastrophen konfrontiert, die mit einem besseren Geldpolster oder einer suffizienten Krankenversicherung so lösbar wären, dass die betroffenen, noch jungen Patienten wieder einsatz- und arbeitsfähig wären, ist ratlos. So wie ich auch. Wer könnte die Kosten übernehmen? Und wenn man das Geld aufbrächte, nur einmal für diesen einen Patient, blieben so viele Fragen quälend offen: warum gerade dieser Patient, der immer wieder dem Alkohol zugeneigt ist? Müsste dann nicht auch dem Familienvater, 40jährig, mit den beiden gebrochenen, nicht geheilten Unterschenkelknochen, eher die OP finanziert werden, denn er kann ja nicht einmal stehen, sondern nur noch im Rollstuhl sitzen? Und was ist mit den vielen anderen, die sich täglich durch unsere Sprechzimmer schleppen, tapfer und ergeben, nicht offen hadernd mit den Umständen, aber immobilisiert, behindert, lahmgelegt nur durch den Mangel an Geld?

Und, wieder eingetaucht in die deutsche Medizin, die so unendlich viel mehr ermöglicht, über dem tragfähigen Netz einer

Krankenkasse, erlebe ich viele Menschen ungeduldig, vorwurfsvoll und unzufrieden mit ihrem Doktor hier...

An dieser Stelle ist der Wechsel zwischen den Welten schmerzhaft, kantig, stachelig.

Teil III – Ostafrika

Ein halbes Jahr chirurgische Arbeit in einem Buschkrankenhaus

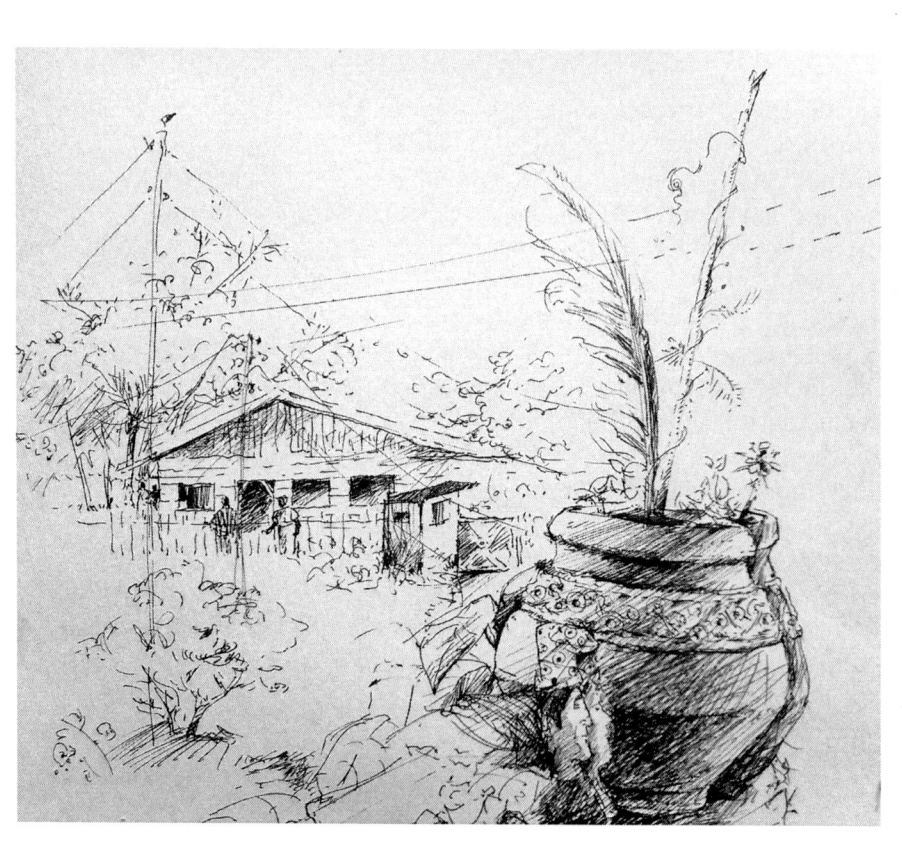

Kleiner Exkurs Kriegschirurgie

In der Morgenbesprechung wird eine neue Schussverletzung vorgestellt: ein 35-jähriger Mann mit Unterarmdurchschuss. Die übliche Begründung: er sei seinen vom Nachbarstamm geklauten Kühen hinterhergegangen und angeschossen worden. Auf dem OP-Programm noch neun andere abzuarbeitende Punkte. Ein Blick aufs Röntgenbild: komplette Trümmerfraktur des Unterarms, in schiefer Stellung. Die Chirurgin denkt: keine Frage: der Bruch ist bereits zwei Tage alt, deshalb muss der Patient sofort in den OP. Allerdings: der Patient hat aus Versehen bereits gefrühstückt. Wenn auch nicht viel. Also wird die OP auf den Nachmittag verschoben, unter großem Zähneknirschen der Anästhesie und ein wenig der Schwestern, die am Nachmittag ihren Sterilisator fertigbekommen wollen. Natürlich frage ich den Patient, ob er sich verlegen lassen will, aber leider ist die nächste gute Unfallchirurgie viele Stunden und vor allem viel Geld weit entfernt, sodass das nicht infrage kommt. Am Nachmittag um 17 Uhr endlich im OP. Da das Sammelsurium von Fixateurteilen (fixateur externe wäre bei der schweren Weichteilverletzung eigentlich die Methode der Wahl) nur zu große und schwere Verbindungsstücke hergibt, es keinen Bildwandler gibt und auch Kollege Oteo, wie er sagt, noch nie einen angelegt hat, bleibt die Beschränkung auf eine gründliche Wundreinigung. Die Ausschusswunde ist schmutzig, die zerfetzte Faszie hängt heraus. Säuberung, so gut es geht, ohne den

Unterarm zu viel zu bewegen, exzessives Spülen, dann, als zweite Möglichkeit: eine Gipsschiene. Allerdings hat das orthopedic department, wo der Gips lagert, bereits geschlossen. Also auch kein Gips? Wie den Arm stabilisieren, damit Ruhe hineinkommt? Eine Metallschiene ist noch aufzutreiben, die von dem OP-Pfleger liebevoll umwickelt und gepolstert wird, was den Vorteil hat, dass man die Querstreben für eine Konstruktion nutzen kann, um den Arm in Hochlagerung am Infusionsständer aufzuhängen. Die Chirurgin beschließt, am nächsten Tag eine Gipsschiene mit Fenstern zu konstruieren. Dann die Medikamente: eigentlich bräuchte es etwas zum Abschwellen. Diclofenac ist aber out of stock. Ibuprofen wäre auch nicht schlecht, ist aber auch gerade aus. Ein Antibiotikum ist vorhanden und lässt sich ansetzen.

Am nächsten Tag folgt die Gipskonstruktion (und Diclofenac ist wieder zu haben!): das vorhandene Material wird liebevoll hergerichtet, ein Wasserwännchen zum Patientenbett gefahren (es ist kein Raum frei, wo man's sonst machen könnte, so haben die zehn Mitpatienten in dieser Ecke ein bisschen Unterhaltung), alle Zutaten sind vorhanden, ebenso mindestens vier Schwestern und Pfleger zum Übersetzen (dem Patient muss in seiner Sprache erklärt werden, warum das Ganze stattfindet und worauf er unbedingt achten muss), Wunde desinfizieren, Arm-in-Position-halten, Watte-richten, Fenster-in-den-Gips-schneiden und Wieder-saubermachen. In der Tat haben die Schwestern auch guten Erfolg mit ihrer Wundversorgung, noch 80 % der vorhandenen, bei der Visite inspizierten Wunden sehen wirklich sauber und gut heilend aus. Insgesamt kann man aber nur hoffen, dass der Patient kein Falschgelenk oder eine Knochenhautentzündung entwickelt. Die Chirurgin ist glücklich, wenn der wieder nach der Narkose aufgewachte Patient alle Finger spürt und bewegen kann und meint, die Schmerzen seien erträglich. Man denkt, das kann eigentlich gar nicht sein und wartet auf die Katastrophe. Zwei Wochen später: die Wunden sehen reizlos und sauber aus, auch der Gips hat gehalten. Vielleicht wird's doch noch recht?

Feuer

Morgens im OP bietet der Kollege mir an, wie immer, etwas heraus zu suchen von der langen Liste. Ich denke mir, unter dem Titel „Verbrennungen" könnte sich vielleicht ein Fuß oder Oberschenkel verbergen und steuere diesen Punkt an. Die Liege mit dem Patient wird hereingefahren und ich sehe nur ein kleines, weinendes Bündelchen. Aus einer Decke schaut ein völlig verbranntes Gesicht hervor, gescheckt, ein Auge zugeschwollen. Erster Gedanke, ganz deutsche chirurgische Erziehung: das behandeln wir nicht, es muss in ein Verbrennungszentrum verlegt werden. Aber das gibt's hier nicht und auch nicht eine Tagesreise entfernt und wäre für die Mutter auch nicht bezahlbar, und deshalb müssen wir jetzt hier doch etwas für das Zweieinhalbjährige tun. Also legen wir das Kind auf den großen OP-Tisch, es erhält eine Kurznarkose und die Decke wird zurückgeschlagen. Nicht nur das Gesicht und der Hals, auch beide Hände und Unterarme, beide Füße und Unterschenkel und der halbe Bauch sind hochgradig verbrannt, die Unterhaut löst sich in Fetzen ab, auch die Fußsohlen und Nägel. Und dem Geruch nach ist diese große Wunde bereits infiziert. Tatsächlich hat das Kind Fieberspitzen bis zu 40 Grad, aber es ist bereits der zehnte Tag, nachdem es in ein Feuer gefallen ist. Ich bitte den einheimischen Kollegen, der gerade von der Inneren zu uns gestoßen ist, dazu. Gemeinsam entfernen wir vorsichtig Gewebefetzen, reiben die Wunden mit einem milden Desinfektionsmittel ab und verbinden mit Mull und Vaseline. Am Nachmittag folgt ein Gespräch mit dem Kinderarzt Julio, wie wir weiter verfahren könnten. Wir beschließen, die Verbandswechsel immer im OP mit Kurznarkose zu machen, weil dies sonst täglich eine halbe Stunde Geschrei und Stress für das Kind bedeutet, wir machen kleine Schienchen aus Gips, damit die Hände sich nicht beim Heilen nach innen biegen, sprechen mit der Mutter, fragen den gastoperierenden Augenarzt, was wir für die Augen tun können, damit die Narben nicht die Lider auseinander ziehen. Eine Woche später kommt Julio auf die Station und Mutter und Kind sind verschwunden. Das Kind sei gestorben, sagen die Schwestern, die Mutter habe es erstickt.

Relationen

Man hat zwei Möglichkeiten: das, was es hier nicht gibt, zu vermissen und den Schluss daraus zu ziehen, dass es hier ärmlich zugehe. Was aber nur in Relation zu dem in Deutschland selbstverständlichen und so auch selten angezweifelten Lebensstil stimmen mag. Es könnte sein, dass man damit dem Irrtum unterliegt, das Bekannte sei das Normale und Richtige. Man könnte auch anführen, dass man sechs Mahlzeiten hintereinander dasselbe isst, bis die Reste aufgebraucht sind und dass insgesamt relativ wenig Variabilität in der Speisekarte herrscht. Sobald man sich aber außerhalb des Krankenhaustors umsieht, was die Menschen hier zu essen haben, muss auffallen, dass wir mit drei Mahlzeiten pro Tag äußerst privilegiert sind inmitten einer Bevölkerung, die auf die Versorgung durch die Welthungerhilfe angewiesen ist und in weiten Teilen nur einmal am Tag überhaupt etwas zu essen hat. Man könnte, so man wollte – denn jeder Gedanke ist zugleich eine Entscheidung für einen Weg, den man einschlägt, der wiederum einen anderen Weg ausschließt – behaupten, dass man nicht gut versorgt sei, weil es nur Weißbrot gibt und das auch nicht regelmäßig, oder dass es immer eine Weile braucht, bis man an Zahnpasta kommt oder Shampoo – wenn jemand an einen Ort fährt, wo es derlei gibt. Und dass es dann auch nur die eine Sorte ist, die ein bisschen an Kernseife erinnert. Man könnte aber auch den Sachverhalt aus anderer Perspektive betrachten und dankbar sein, wie reich man ist, sich das alles leisten zu können, während die Menschen vor dem Tor sogar Mühe haben, an frisches Wasser zu kommen und dieses weit tragen müssen, dass es zu Streitereien kommt zwischen Wachpersonal und Menschen aus dem Dorf, weil nicht jeder Brunnen von jedem benutzt werden darf.... Eigentlich leben wir, die Europäer, auf dem Krankenhausgelände in einer Zwischenwelt – nicht in unserem gewohnten Fettauge, aber unendlich reich im Vergleich zum Drumherum. Die Tatsache, dass nicht jeden Tag alles zu haben ist, was man zu brauchen meint, ob nun als Vorrat oder zum Geradejetztverwenden, hat einen unschlagbaren Vorteil – man könnte, wenn man wollte, darauf verzichten, sich zu sorgen. Und auf dem Level unserer Zwischenwelt darauf vertrauen, dass es reichen wird, dass man satt werden wird und dass das, was nicht da ist, im Moment auch entbehrlich ist. Beispiele sind vorhanden. Mal gab es nur grüne Orangen mit vielen Kernen und Bananen, die für die Menschen im Dorf (nicht aber für uns) sehr teuer sind. Ein einheimischer Patient mit Durchfall meinte, es sei kaum zu bezahlen, die Angehörigen zum Bananenkaufen zu schicken, wo man doch dachte, dieses einfache und hilfreiche Stückchen Naturmedizin wäre besser als die verschriebenen Pillen. Mal gab es vier Papayas und dazu Trauben der besten Sorte aus dem Obstgarten der Schwestern, ein immenser Luxus, einfach so, geschenkt, denn die Schwestern verkaufen ihr Obst nicht. Man kennt das ja, dass man kranken Leuten allerlei empfiehlt, gewisse Ernährungsvorschläge macht, z.B. „ballaststoffreich" oder „viel Obst und Gemüse" oder nicht dies und nicht das, aber – diesbezüglich gibt es kaum Spielraum, was die finanziellen Mittel unserer Patienten betrifft. Was ist Mangel? Das, was man nicht hat? Oder das fehlende Eingeständnis, so leben zu wollen, ohne sorgenvoll an Kalzium- oder Vitamin B- Mangel zu denken oder an das, was der Ehemann zuhause wohl gerade auf sein Brot stapelt? Auch ich teile meine wenigen Erdnüsse so ein, dass sie drei Wochen lang zum Frühstück reichen und eine Fischdose gibt's nur am Wochenende. Im Vergleich zu meinen schwarzen Brüdern und Schwestern geht es mir hier überaus gut. Nein, ich habe keinen Mangel.

Gewalt – Ein chirurgisches Tagesprogramm:

Eine Schussverletzung am Oberarm, glatt durchschossen mit heilem Knochen. Eine Schussverletzung am Unterschenkel, beide Knochen zertrümmert. Ein Pfeil, der im 5. Lendenwirbelkörper steckt. Ein Oberarmdurchschuss mit Trümmerfraktur und Nervenschaden. Ein Bauchschuss mit Leberverletzung, zwei Tage alt (der Patient hat einen Hämoglobinwert von 2,9, spricht aber noch mit uns). Ein 13-jähriger Junge, vom Vater mit dem Pfeil in der Lunge getroffen, tot. Ein Kind mit Abszess am Popo. Ein Baby mit großen Warzen im Gesicht. Eine Frau mit tagelang verschlepptem Brustabszess. Ein chronischer Blinddarm, der sich als tuberkulös erweist. Ist dieser Tag „der Tag der Krieger"? Im Nachbarort wurden gestern zwei Brüder angeschossen und letzte Woche der Transporter einer Hilfsorganisation überfallen und zwei Leute getötet. Der Chefarzt meint, die Gewalt nehme wieder zu. Auf der Station habe ich zudem meine Haushaltshilfe entdeckt, die von ihrer „Cofrau" (der zweiten Frau ihres Mannes) verprügelt wurde. Ich höre, dass es hier eine Tugend sei, seine Gefühle nicht zu zeigen. Tatsächlich ist es auch nicht erwünscht, dass man seine Schmerzen äußert, da wird schon mal ein Patient im OP angeschrien, wenn er sich bewegt, weil ihm etwas arg wehtut. Anscheinend ist man hier aber auch nicht frei von emotionalen Wallungen, was offensichtlich wird, wenn man sich anschaut, wie die Leute verprügelt, angeschossen und anderweitig verletzt werden. Wenn ich im OP über die Trümmer in einer Schusswunde seufze und denke, es laugt mich aus, nur die Zerstörung begrenzen zu sollen und nicht zu wissen, wo anfangen, stehe ich allein damit. Vieles wird schweigend registriert. Es wird nicht kommentiert, dass etwas schlimm sei oder man mit dem Opfer fühlen könnte. Ein bisschen mehr an Kommunikation wäre vielleicht doch angenehmer, man könnte sich verbunden fühlen und nicht allein. Verbindet auch die Gewohnheit, die verstummen lässt?

Momentaufnahmen

Schönheit

Ein altes, faltiges, vom Wetter gegerbtes Gesicht, die Augen trüb, aber lebendig. Der Griff der knochigen und schwieligen Hände fest. Beide Hände werden zur Begrüßung gereicht. Der Stab, auf den sich der alte Mann stützt, knorrig wie die sehnigen, dürren Arme, wie die Zweige eines im heißen Wind gedörrten Baums.

Krimi am Abend

Eine Spinne, Körperdurchmesser 3mm, durchsichtig hell, überwältigt in einer Zimmerecke einen überdimensionalen Ohrwurm. Heftiger Kampf, Vibrieren, dann ist das Opfer eingewickelt und „zubereitet". Nach dem Mahl hat die Spinne die Farbe des Ohrwurms angenommen und es werden die blassen Überreste der Beute hinter meinem Sicherungskasten verstaut.

Nacht (Farben und Düfte)

Ein lauer Wind, die Milchstraße als heller Bogen über dem sternbetupften Nachthimmel. Venus golden knapp über dem Horizont, Orion an der Zehe kitzelnd. Der Frangipani duftet so süß, dass man meinen könnte, die Insekten in seinen Zweigen müssten betrunken von ihren Blättern purzeln. Die Nachtgäste im Bad huschen in Deckung, sobald das Licht angeht.

Buntstifte I

Als ich am Montagmittag nachhause komme, sitzt vor meiner Tür der sechsjährige Ignatius Loyola, genannt Igi (seine Mama war in der Schule von diesem Mann beeindruckt, so kam der Bub zu seinen zwei Vornamen) und hütet sein vier Monate altes Schwesterchen, das, die Arme weit ausgebreitet, auf dem Rücken liegt und schläft, während die Mama in der Küche werkelt. Da Igi gerade sonst nichts zu tun hat, hole ich ein paar Buntstifte und ein Blatt Papier und denke: mal schauen, ob er Spaß am Malen hat. Er schaut scheu die Stifte an, aber weiß nicht so recht etwas damit anzufangen. Ich zeichne einen Kringel aufs Papier, sozusagen als Einladung, und auch er malt einen Kringel, winzig und blass, und schaut mich erwartungsvoll an. Da Igi nur die lokale Sprache spricht, ich aber nicht, findet die Kommunikation auf dem Papier statt. Zunächst wartet er immer, was ich male, aber ich möchte ja, dass er malt, und schließlich traut er sich, selbst etwas auszudenken. Es entstehen kleine Kreise und Vielecke mit Unterteilungen, aber immer einfarbig, winzig und irgendwie verloren auf dem großen Blatt, ohne Bezug zueinander. Ich ziehe mich in die Küche zurück und gucke durchs Fenster, ob er weiter malt, und tatsächlich sitzt er ganz versunken da und drückt den Stift aus Papier, und dann höre ich ihn singen und denke, na, es scheint doch ein bisschen Spaß zu machen. Die Kreislein sind auch ein bisschen größer geworden. Schließlich fängt sein Schwesterchen an zu quengeln und ich schnappe sie mir, um sie ein bisschen herumzutragen, damit er noch ein wenig malen kann (allerdings trägt das Mädel keine Windel unter dem Strampler, so dass ich bald ziemlich nass bin). Wie ich später von der Mutter höre, darf Igi erst wieder zur Schule gehen, wenn die kleine Schwester laufen kann. Solange ist er der Babysitter. Er meistert diesen Job auch nach besten Kräften, singt der Kleinen etwas vor, geht behutsam mit ihr um und hält sie schön fest, damit sie sitzen und sich an ihn lehnen kann. Wenn er sie auf dem Arm trägt, hat man allerdings den Eindruck, dass es wirklich all seine Kraft braucht, um sie nicht fallen zu lassen. Und dass es ein bisschen zu früh sein könnte, was er da stemmen soll. Später sitzen wir auf dem Mäuerchen am Haus, das Baby wird gestillt und Igi spielt mit einem Holzstab. Ich zeige ihm, dass man auch mit dem

Holzstab Bilder in den Sand malen kann, und schließlich ist der Garten mit seinem sandig-erdigen Boden ein großes Malblatt, das man füllen könnte, aber das ist ihm dann doch zu viel auf einmal. Er malt ein Strichlein, aber dann nichts mehr. Eine Woche später sieht das dann schon anders aus: jetzt gibt's auch mal ein großes Etwas von 1m Länge, das er mit dem Stöckchen in den Sand malt, es ist ja Platz.

Zwei Wochen später ist Igi wieder in der Schule. Seine Mutter hat eine Zehnjährige gemietet, die ab jetzt für 3 Euro im Monat, fern von ihrer Familie, auf das Baby aufpassen soll. Sorim heißt das Mädchen, sagt Ann, das weder lesen noch schreiben gelernt hat, das Kind von Kriegern sei und in ihrem kleinen Leben bisher noch nicht viel mehr habe machen dürfen als Feuerholz sammeln und Wasser tragen. Wie Igi zuvor, sitzt Sorim jetzt neben dem Baby auf dem Boden und sieht nicht besonders glücklich aus. Auch mit Sorim schaue ich ein Buch an, und sie macht einen viel wacheren und interessierteren Eindruck als Igi dereinst, zeigt auf Figuren und benennt diese. Sie ist zwar älter, macht aber auch einen lebendigeren Eindruck.

Angesichts von Buntstiften und Papier schaut auch sie mich fragend an. Was soll sie tun? Ich male einen Vogel und ein paar Kringel, nur so als Beispiel, aber sie versteht es so, dass sie den gleichen Vogel malen soll und versucht mühsam, die gleichen Formen zu malen. Nein, so war das nicht gedacht – malen muss ein Spiel sein. Da hole ich Ann zu Hilfe, sie soll bitte übersetzen, dass das Mädel malen kann, was es mag, und nicht, was ich ihr zeige. Ann übersetzt: Sorim soll malen, was sie kann: Autos, Häuser und Männchen. Nein, sage ich, nicht, was ihr jemand vorschreibt, soll sie malen, sondern einfach das, was sie mag, sie sei frei. Ann schaut mich fragend an. Freiheit? Wo kann Ann selbst tun, was sie mag, wenn es den ganzen Tag um Kinder und Wasser schleppen und Woheressenholen und Nebenfrauen und schlicht um's Überleben geht? Schließlich übersetzt sie, Sorim brauche keine Angst zu haben. Bedeutet Freiheit, keine Angst zu haben? Das Mädel malt versonnen kleine Figürchen, Häuser mit spitzen Dächern,

Autos mit kleinen Männchen am Lenkrad. Und ganz zum Schluss ein rotgelbes Strichgewitter mit einem Männchen darauf....Ob sie Lust habe, das nächste Mal wieder zu malen? Sie nickt.

Wir versuchen, Farbe zu kaufen, klappern den gesamten Markt ab, es gibt nur Bleistifte und blau schreibende Kugelschreiber in den Hüttenläden. Woher Wachsstifte nehmen? Es gibt so unendlich viele Kinder hier und keine Malfarben für sie.

Sorim ist traurig. Es will ihr kein Lächeln gelingen. Vielleicht hat sie inzwischen verstanden, dass sie nicht nachhause zu ihrer Familie zurück soll, solange das Baby nicht laufen kann, und das wird noch mehr als ein Jahr dauern. Wie kann man eine Zehnjährige trösten, deren Sprache und Kultur man nicht kennt? Wenn sie im Dorf Wasser schleppen und andere Haushaltsarbeiten für Ann erledigen muss, kommt sie gar nicht mit Ann, wenn diese für mich bügelt und kocht. Gab es da nicht mal ein Gesetz, dass Kinderarbeit verboten sei? Gilt das Gesetz auch hier?

Eine weitere Woche später ist sie wieder da und interessiert sich für das Kalenderbuch, das ich ihr zusammen mit den Malstiften hingelegt habe. Darin sind Buchstaben und Zahlen zu finden, und die kopiert sie nun. Zwar stehen sie auf dem Kopf und sehen aus wie geheimnisvolle Zeichen, weil sie hier und da auch ein bisschen improvisiert, aber das ist ja schon mal ein Anfang. Als ich früher von der Arbeit komme, ihr das Baby abnehme, damit sie die Hände frei hat, malt sie eine kleine Frau und einen kleinen Mann. Der kleine gelbe Mann trägt keine Unterwäsche und man kann deutlich die „private parts" identifizieren. Sie lacht und malt schnell einen rosa Lendenschurz darüber. In den folgenden Tagen malt sie lange, bunte Zeichenkolonnen, ganze Buchseiten sind damit gefüllt. Ich schreibe ihr ihren Clannamen in großen Buchstaben auf. Eine neue Aufgabe, die sie mit Eifer übt.

Patrick

Als ich, auf der Treppe der Schwesternschule sitzend, auf den Beginn der Chorprobe warte – üblicherweise gibt es Wartezeiten von mindestens einer Stunde, bis die Probe beginnt – gesellt sich Patrick zu mir. Er kommt gerade mit dem Rad von der Probe seines Chors, der bereits am Morgen sechs Stunden lang für den Nationalfeiertag in drei Monaten geübt hat. Eigentlich ist er müde, aber vorbeischauen wollte er doch wenigstens. Patrick ist mit dem Handrad unterwegs, einer aus alten Eisen- und Fahrradteilen zusammengeschweißten Konstruktion mit einer Art Sessel, mit den Händen wird das in Brusthöhe montierte Tretlager betrieben. Patrick ist in diesem Land geboren. Sechsjährig an Poliomyelitis erkrankt, konnte er sich zunächst gar nicht mehr bewegen und musste gefüttert werden, aber mit viel Einsatz und Üben haben seine Mutter und er es geschafft, dass die Hände wieder einsatzfähig wurden. Das Handrad ist kostbar, es hat etwa drei Monatslöhne einer Krankenschwester gekostet und auch die Risse im Sitzüberzug sind sorgsam mit Leinenzwirn gestopft. Patricks Beine sind gelähmt und verkrümmt, wo er nicht mit dem Rad hingelangen kann, bewegt er sich kriechend über den Boden. Trotzdem ist er heute ein selbstbewusster und gut gestimmter 30-Jähriger – keine Spur von Bitterkeit ist ihm anzumerken. Er ist seiner Frau ein guter Ehemann, der auch für sie kocht und sie versorgt, wenn sie mit Malaria im Krankenhaus liegt (dazu muss er in dem kleinen Zimmerchen auf dem Boden übernachten). Er singt und lacht gern und erzählt mir, dass es vielleicht auch sein Gutes hat, dass er nicht mehr jagen und laufen kann, sonst wäre er jetzt einer der Krieger, die auf Jagd gehen und töten, um Kühe zu stehlen. Patrick ist für seine Frau Fiona der zweite Ehemann. Der erste schlug sie so oft, dass sie ihn verließ und mit ihren drei Kindern zurück zu ihrer Familie ging. Fiona ist froh, Patrick zu haben. Mit ihm kann sie teilen, was ihr wichtig ist – den christlichen Glauben, das Singen und ein gutes Miteinander. Jetzt erwarten sie ihr erstes gemeinsames Kind. Die drei Schulkinder aus der ersten Ehe der Mutter sind im Internat, um eine ordentliche Schulbildung erhalten zu können. Sie kommen zweimal im Jahr in den Ferien nachhause. Patricks Frau ist die einzige in ihrer Familie, die eine Ausbildung hat machen dürfen und versorgt mit dem Lohn aus ihrer Arbeit im Krankenhaus nicht nur sich und Patrick, sondern auch ihre Herkunftsfamilie. Sie ist sehr dankbar für ihre jetzige Lebenssituation, die eine große Verbesserung für alle Beteiligten bedeutet. Ich wünsche den beiden sehr, dass diese verletzliche Balance stabil bleibt.

Patrick singt im Chor der Einheimischen. Er ist stolz auf diesen äußerst engagierten Chor, der stets pünktlich beginnt, nicht nur halbe Sache macht. So, wie die Schwesternschülerinnen, sagt er schmunzelnd, die halt singen sollen, weil es auf dem Stundenplan steht. Sein Chor probt an jedem Wochenende sechs bis acht Stunden lang. Penibel, gewissenhaft. Gerade jetzt, da der Nationalfeiertag ansteht und ein Einsatz in der Hauptstadt geplant ist, muss jede Note sitzen. Eigentlich wollte er mit seinem Handrad zur Hauptstadt pilgern, zusammen mit denen, die sich auf den Fußweg machen. Aber das dauert dann doch zu lange. Wir laufen viel, sagt seine Frau Fiona. Und lacht. Am Wochenende läuft sie ins Nachbardorf, um die Tochter im Internat zu besuchen, das sind zwölf km hin und 12 km zurück. Und Patrick begleitet sie mit dem Handrad, damit seine Frau nicht alleine gehen muss. „We are struggeling", sagt sie. Aber es geht ihnen gut.

Am Samstagabend schauen die beiden bei mir vorbei. Das Gartentürchen ist zu schmal für das Rad, deshalb muss Patrick den sandigen Weg bis zur Haustür kriechend zurücklegen. Er ist froh, dass gerade keine Hunde unterwegs sind. Er wäre auf Augenhöhe mit ihnen. Meine Gäste machen es sich auf meinem Sofa bequem, Fiona legt die geschwollenen Füße hoch und wir essen gemeinsam Papaya und Gebäck, das ich zusammen mit der Enkelin eines Patienten gebacken habe. Dann wünsche ich mir, dass wir „Bolinga" singen, einen Ohrwurm, den ich noch nicht ganz beherrsche. Wir singen, mal ein-, mal dreistimmig, „lasst uns das Brot bringen, damit Gott es segne und seinen Leib werden lasse", eindeutig katholisch, der Text, aber hinreißend froh, lebendig, sehnsüchtig in der Melodie. Sie haben viel Geduld mit meiner Lust am Lieder-lernen, singen im OP mit mir, bevor das Programm beginnt, und beim Operieren, singen vor jedem Bohnen-Abendessen mit mir und lachen, dass ich mal diesen und mal jenen Ohrwurm habe, den ich so gut lernen möchte, dass ich ihn auch selbst vor mich hin singen kann. Bevor die beiden gehen, wollen sie noch beten. Patrick singt leise, was er betet, und dann singen sie beide noch etwas, und bitten um Segen für mich und danken für das gute Miteinander, und dann beten wir noch für die Situation in der Chirurgie mit ihren Ecken und Kanten und den Menschen, die die Arbeit schwerer werden lassen. Ich staune über die Kraft, die Patrick hat, in seinem kleinen, mageren und verkrümmten Körper.

OP-Programm an einem Mittwoch

1. Punkt auf dem OP-Plan: Leistenbruch links. Verklebt, verwach-sen, schon viel zu lange unversorgt. Ich bin alleine am Tisch mit einer Schwesternhelferin. Die Beleuchtung ist dürftig, weil von den vier Einzelbirnen in der Lampe zwei kaputt sind. Eine stumpfe, zu große Schere, keine Übersicht. Als Nahtmaterial nur Seide zum Adaptieren der Hinterwand, was bekannterma-ßen nicht so lange hält wie ein (teures) Netz und Gewebereiz-ungen verursacht. In Deutschland benutzt man schon lange nicht mehr solches Nahtmaterial. Ich bin unzufrieden. Der Patient hingegen sehr dankbar.
2. Großes Lymphom der linken Halsseite, es blutet und blutet. Es gibt kein Formalin zum Einlegen der Gewebeprobe für den Ver-sand. Dickinson, der verlässlichste Pfleger vor Ort, verspricht, „bis zum Ende des Tages" danach zu schauen. Ich glaube ihm, weil ich ihn schätze. Und hoffe, dass das Präparat nicht ein-trocknet. Was es dann doch tat. Einen Monat später die Nach-

richt, es sei nicht verwertbar gewesen. Also eine neue Biopsie und einen weiteren Monat Wartezeit für den vermutlich schwerkranken Patienten.

3. Biopsie eines großen Milztumors bei einem sechsjährigen Mädchen. Das ganze Kind klapperdürr, nahezu nur noch aus Bauch bestehend. Der Kollege will hinein schauen und eine Gewebeprobe wegschicken. Er macht einen kleinen Oberbauchschnitt, schneidet ein Stückchen Gewebe heraus und dann, Alptraum jedes Chirurgen: es blutet sprudelnd aus der Schnittstelle, jeder Stich, um eine Naht zu setzen, erzeugt eine neue Fontäne. Gleichmütig saugt der assistierende Pfleger Blutlachen weg. Schließlich wird die Blutung mit einem sterilen Handschuh und einem Stapel Gaze komprimiert und der Bauch samt Material zugenäht. In der Hoffnung, es blute nicht weiter.

4. Thoraxdrainage bei einem mageren Tuberkulosepatient, dem der Eiter bereits aus einer Fistel an der Seite tropft. Dünner wäre sicherlich tot.

5. Thoraxdrainage bei einer schönen, jungen, aber leider HIV-positiven Patientin gelegt, die gesamte rechte Thoraxhälfte ist mit eitriger Flüssigkeit gefüllt.

6. Schwangere mit Brideileus im 8. Monat. Hier geht alles gut.

Am Abend Suche nach Atino Meta. Ich habe ihr aus Resten von Stoff und alten Schienen eine Fallhandschiene genäht und will den Knopf anpassen. Ich finde sie nicht im Flur, die Schwestern sagen mir, sie sei in den Unterständen draußen, wo Patienten, die nicht pflegebedürftig sind, auch mal geparkt werden, wenn die Station zu voll ist. Draußen, in der Weite des dunklen Gartens, habe ich schließlich das dunkle Haus gefunden (das keine Elektrizität oder irgendeine Einrichtung bietet, sondern eben nur ein Dach über dem Kopf). Die dunklen Menschen lagern ruhig am Boden, hier und da leuchtet matt ein Gips als heller Aspekt. Ich frage nach der Patientin, ja, sie ist bekannt, eine 20-Jährige mit zwei kleinen Kindern, der ein vom Dach fallendes Blech die Unterarmmuskeln und teilweise auch Sehnen und Nerven durchtrennt hat. Ich habe notdürftig eine Rekonstruktion versucht, aber die Hand ist nicht streckbar. Wir setzen uns zusammen auf den Fußboden, die Wunde heilt sauber, ich hoffe, dass sie es schafft, nach Entlassung noch einmal zur Kontrolle zu kommen. Die Patientin kann nicht englisch sprechen, aber auch so versteht sie, wie die Schiene gedacht ist und ich nähe den Knopf in die richtige Position. Sie legt die Schiene an und dankt mir. Ein Lächeln ist international...

It is a mens world

Das „orthopedic department", drei selbstbewusste, hoch motivierte und gutaussehende junge Männer mit medizintechnischer Ausbildung, versorgt vor allem die Chirurgie mit Gipsen aller Art, Extensionen, Lagerungsschienen und dergleichen mehr. Sie sind immer sofort zur Stelle, wenn man sie ruft, gut ausgerüstet und handwerklich geschickt, wobei sie auch gut Hand in Hand arbeiten. Zuweilen führen die drei allerdings ein buntes Eigenleben, was die Gestaltung der Therapeutika angeht. In Deutschland ist man als Arzt gewohnt, gefragt zu werden, wie der Gips aussehen soll und hinterher zu kontrollieren, wie er geworden ist. Auch werden verschobene Knochen von Ärzten gerichtet. Hier sind die Department-Herren dafür zuständig und haben ihre durchaus fest gefügten Ansichten, an denen nicht so schnell zu rütteln ist. Was auch verständlich ist, wenn man bedenkt, wie oft die ausländischen Ärzte wechseln. Kürzlich nahm mich der einheimische Kollege aus der Chirurgie zur Seite und meinte, ich hätte die orthopedic guys beleidigt. Was war passiert? Eine Patientin mit verschobener Fingerfraktur war von mir in der Ambulanz gesehen worden und ich hatte auf der Anordnung notiert, ich würde gerne dazu gerufen werden, falls die Herren nicht das ganze Programm, sowohl Lokalanästhesie als auch Reposition als auch Gips übernehmen wollten. Insgeheim hatte ich gehofft, wir könnten das Projekt gemeinsam angehen, doch nein, die orthopedic guys zeigten sich hochgradig verletzt, weil ich unterstellt hätte, sie wollten eine Arbeit eventuell nicht übernehmen. Es brauchte einiges an „Säuselmeier" und Honig, um das wieder zurecht zu rücken und sie meiner Wertschätzung zu versichern. Ehrlich gesagt war ich mir nicht sicher, ob die Methode, dass ein bestimmter Winkel im Gips den Bruch gerade zieht, hier auch bekannt ist. Vermutlich traf diese verhaltene Spur von Misstrauen auf eine Vorgeschichte von vielen schlechten Erfahrungen mit ausländischen Ärzten, so dass die Reaktion einige Grade zu heftig ausfiel. Ein zu anderer Gelegenheit bestellter Rucksackverband bei verletztem Schlüsselbein erwies sich eine Woche später als große Überraschung: die Jungs hatten eine Art Gipskorsett konstruiert, eindrücklich und formschön, aber völlig starr – das ich beschloss, unkommentiert zu lassen. Der Patient, ein wichtiger Herr im Dorf, war stolz auf das eindrückliche, aber eigentlich viel zu große und umfangreiche Konstrukt. Ein unkomplizierter Oberarmschaftbruch auf Station (kombiniert mit einer vereiterten Unterschenkelfraktur, deshalb stationär) erwies sich allerdings als Projekt zum Zähneausbeißen. Nachdem ich es vorsichtig durchgesetzt hatte, dass der schwere, große, unnötigerweise beide Gelenke umschließende Gips mit einer Art starrem, das Schultergelenk umgebendem Puffärmelaufbau einem leichteren, die angrenzenden Gelenke freilassenden Gips mit ordentlicher Armschlinge gewichen ist, sehe ich bei der nach zwei Wochen folgenden Samstagsvisite, dass der Patient schon wieder einen schweren 2-Gelenk-Puffärmelgips hat. Frage an die orthopdic guys, warum der erneute Wechsel? Der Patient meinte, erklären sie mir, es knirsche, wenn er den Arm bewegt. Der chirurgische Kollege mag auch nicht streiten. Mein zum Thema erwähntes Buch mit aktuellen Gipsmethoden ist ebenfalls nicht erwünscht, es gibt bereits Bücher (welchen Alters?), die konsultiert werden. In diesem Fall beschließe ich, nichts mehr zu diesem Thema zu sagen. Ich hoffe nur, man gewöhnt sich nicht ans Resignieren und kommt träge und konfliktunfähig wieder nachhause. Was sagt mir die südeuropäische Oberschwester eine

Woche später? Ich solle mich den Gegebenheiten anpassen. Die Ortho-guys hätten nur mir zuliebe diesen leichten Gips gemacht, um nett zu mir zu sein. Verkehrte Welt. Ging es nicht darum, den Gips anzubringen, der maximal heilungsfördernd ist? Diese Sichtweise scheint bisher unberücksichtigt, was die aktuellen Ergebnisse angeht.

Scary movie

Mitwirkende:
Doc (der operierende Chirurg)
Anä (der zuständige Anästhesiepfleger)
Der Patient (drei Schusswunden: Eintritt und Austritt Brustkorb mit Rippenfraktur, Defektwunde von 15 cm Durchmesser linker Oberarm), seit zwei Tagen auf die Versorgung der Wunde wartend
Anä: Patient schläft, wir können anfangen.
Doc macht den ersten Schnitt, Patient stöhnt und zieht die Stirn in Falten.
Doc: Der Patient hat Schmerzen.
Anä: Jaja, das ist einer von denen, die immer zu viel Alkohol getrunken haben. Ich habe ihm schon genug gegeben.
Doc: Ich werde erst weitermachen, wenn der Patient keine Schmerzen mehr äußert.
Anä: O.k., dann hören wir gleich auf.
Unbedingt! (Schlussfolgerung, meinerseits):
Ich operiere keinen Patienten, der keine ausreichende Narkose hat und Schmerzen äußert. Ein Patient, der stöhnt, wenn ich schneide, braucht ein Schmerzmittel beziehungsweise mehr davon.
Anästhesiepfleger Fred sagt: früher haben wir diese Sachen überhaupt nicht im OP, sondern auf Station gemacht.
Ich sage: ich bin froh für die Möglichkeit, diese Dinge heute unter sterilen Bedingungen und mit ausreichend Schmerzmitteln im OP machen zu können, auch um der Patienten willen.

Momentaufnahmen

– Jack, einer der Pfleger auf Station, fragt mich, was die Leute in Deutschland über „die Afrikaner" denken. Ich erinnere mich an viel Unfreundliches und sage, dass diejenigen, die noch nicht hier waren, oft Vorurteile haben, weil sie nicht wissen, wie mühsam das Leben hier sein könne. Und dass diejenigen, die hier waren und sind, oft weniger Vorurteile hätten, eher Hochachtung vor dem, was trotz allem möglich ist. Ich hoffe, dass dieser kleine, nur ein wenig stachelige Ausschnitt aus einem viel komplizierteren Bild nicht verletzend wirkt. Ich frage, wie die Menschen hier denn „die Weißen" sehen würden, und sie sagen: wieso, man sei doch gleich, was, wie ich insgeheim finde, nicht recht überzeugt, weil die allgegenwärtigen Finanzprobleme fast täglich auf dem Tisch liegen. Nun ja, ergänze ich, „die Weißen" hätten sich nicht immer angemessen verhalten (milde ausgedrückt)? Jack lacht und meint, die Kolonialzeit sei doch vorbei. Ist die Absolution so einfach zu haben? Ich glaube es, ehrlich gesagt, nicht.

– Mittwoch. Der chirurgische Kollege ist auf Reisen. Die zwei komplizierteren Bauch-OPs, die er heute hätte machen sollen, werden verschoben. Während ich an dem von einem Hochgeschwindigkeitsgeschoss zerfetzten Oberschenkel arbeite, macht der gynäkologische Kollege einen Kaiserschnitt. Kein Wunder, dass er gute Laune hat, als er den Kittel auszieht. Ein neugeborenes Baby ist doch um Welten freundlicher als ein halber Liter Blut, zerrissene Muskelfasern und Knochensplitter. In der Mittagspause komme ich nachhause, durstig und müde, traurig über die tägliche Zerstörung von Gesundheit und Leben. Eine kleine, grüne Orange mit vielen Kernen ergibt zwei Esslöffel Saft. Mit Leitungswasser, in der Sonne desinfiziert, ergibt das ein Getränk, das in diesem Augenblick so gut schmeckt, dass ich die Augen beim Trinken schließe, den Genuss feiernd. Seit über einer Woche gibt es kein

Brot, aber Kartoffeln und Bananen sind wieder da, so ist auch am Wochenende für ein Frühstück gesorgt.

– Die zitternde Mutter eines schwerverletzten Sohnes (Leberdurchschuss mit Darmperforation) sitzt im Dunkeln auf dem Steinboden vor der Station. Drei Meter entfernt stehen wir, das beratschlagende Ärztegrüppchen. Ich denke, vielleicht kann man auch ohne verstehbare Worte Mitgefühl ausdrücken, hocke mich zu ihr auf den Boden und berühre ihre Hand. Die alte Dame, knorrig und faltig, erzählt mir etwas in ihrer Sprache, das sehr besorgt klingt, schaut nach oben und faltet die Hände. Ich sage etwas auf Englisch, das hoffentlich auch mitfühlend klingt. Ob wir etwas voneinander verstanden haben? Wenn man davon ausgeht, dass Worte nur einen kleinen Bruchteil dessen ausmachen, was Botschaft transportiert, könnte man sich vielleicht ein wenig auf Körpersprache und Tonfall verlassen, was die Mitteilung von Gefühlen angeht? Den Sohn konnten wir nicht retten. Die Anästhesie wollte nicht in der Nacht tätig werden. Die Operation am nächsten Tag kam zu spät. Nur Geschrei oder Schweigen bliebe als halbwegs angemessener Kommentar.

Mit acht Zwergen auf dem Berg

Sonntag, Zeit dem Wandern. Nach der Messe, die ja schon um 9.30 zu Ende ist, kommt Morris mit Rucksack vorbei und wir starten in Richtung Mount Makambe, einem der kegelförmigen Berge am Horizont. Richard hatte geschätzt, es sei ein Marsch von ca. einer Stunde, bis man dort sei. Wir gehen ein Stückchen die Hauptsandpiste entlang, wo uns die Menschen verwundert nachschauen („die Weißen laufen einfach so in der Gegend herum") und biegen dann querfeldein ab in Richtung Berg. Das Land liegt still und sonnig, der tiefblaue, mit nur wenigen Wölkchen betupfte Himmel spannt sich über die Ebene. Frauen begegnen uns, große Bündel von Akazienzweigen tragend, Frauen hacken ihr Stückchen Pflanzland, nachdem der Regen die Erde ein wenig nachgiebiger, ein wenig zugänglicher gemacht hat. Frauen haben sich an der Handpumpe versammelt und sind unterwegs mit den gelben Wasserkanistern. Mühsame Tätigkeiten allesamt. Und doch sind Gelächter und lebhafte Unterhaltungen zu hören. Wer vorübergeht, hebt die Hand zum Gruß, ein Lächeln unter Dornen oder dem Gewicht eines vollen Wasserkanisters hervor. Wo sind die Männer? Kinder kommen gelaufen und strecken ihre Hände aus zum Begrüßen. Ziegenherden ziehen ihrer Wege, zwei Marabus spazieren entlang eines ausgetrockneten Flussbetts. Bunte Schmetterlinge tanzen über niedrigen Büschen, die zartes Frühlingsgrün entfalten. Es geht entlang der Stachelzäune und Lehmhäuschen mit strohzipfelmützenartigen Dächern, mal auf breiterem, mal auf schmalerem Pfad. Nach einer guten Stunde mit Zwischenzeit für Pflanzenbetrachtungen und Begegnungen sind wir an dem am Fuß des Berges gelegenen Dorf angekommen. Es ist, wie alle Dörfer im Buschland, von zwei ringförmigen Mauern aus Stachelgestrüpp umgeben, niedrige Tore, zu denen man sich tief herunterbeugen muss, gewähren Eingang, wenn nicht die Tür, ein stacheliger Strauch, hineingezogen ist. Morris berichtet, ein besonders dicker Pfarrer sei dereinst darin steckengeblieben. Inzwischen sind es acht Kinder, die sich über die freundliche Abwechslung freuen und sich mit uns an den Aufstieg machen. Über schwarzes Geröll geht es steil nach oben, die Kleinen klettern flink, obwohl barfüßig. Oben am Gipfelkreuz angelangt, singen wir erstmal was, das einzige Lied, das ich in der Stammessprache auswendig kann, und alle summen und klatschen mit. Dann gibt's unseren Proviant, Weißbrot ohne Belag, zwei Orangen und Wasser geteilt durch zehn und zum Nachtisch das seit Ankunft im Januar aufgehobene Päckchen Kekse. Das älteste Mädel beißt nur kurz hinein und nimmt den Rest für die Geschwister unten im Dorf mit. Wie könnte man nicht mit so mageren Kindern in völlig abgerissenen Kleidungsstücken den Proviant teilen? Zwei der Jungs tragen nur jeweils eine alte, viel zu große Jacke, die verdächtig nach Altkleidersammlung aussieht, darunter nichts. Alle essen andächtig und warten ruhig auf ihre Portion. Und dann, nach dem Essen – was kann man mit Kindern spielen, deren Sprache man kaum spricht? Die Zahlen in verschiedenen Sprachen eignen sich zum Fingerzählen. Das Pfeifen auf Grashalmen ist international, auch die Klatschspiele, beim Turmbau mit Händen ist dann schon schwieriger, ohne Worte zu erklären, dass immer die unterste Hand zuerst herausgezogen werden muss, und es gibt ein wildes Händedurcheinander mit viel Gekicher und Spaß. Unser Lärmen auf dem Gipfel lockt schließlich noch zwei andere Gäste an, zwei Soldaten mit Gewehren kommen herauf gestapft. Der Anblick der Gewehrläufe aktiviert in meinem Hinterkopf die Bilder der in den letzten acht Wochen versorgten Schusswunden. Das fröhliche Bild hat plötzlich einen Riss. Kinder und Schusswaffen. Eigentlich sollte sich das gegenseitig ausschließen. Aber die beiden sind gut gelaunt, plaudern ein bisschen, auch mit den Kindern, falten Grashalme und erklären auf Anfrage bereitwillig, welche Bergketten am Horizont zu sehen sind, wo sich die Grenze zum Nachbarland zieht, welches Dorf man auf welchem Weg erreichen würde. Namen, die ich von den Krankenakten her kenne, Namen, verbunden mit Viehdiebstahl und Schusswechseln. Ein zerbrechlicher Frieden, hier oben in der Stille des sonnigen Mittags.

Untermalt vom Geknatter ihres Funkgeräts zeigen uns die Soldaten nach Einladung zu je einem Keks (viel mehr ist auch gar nicht mehr übrig) bereitwillig einen weniger steilen Weg nach unten. Mit je zwei bis drei Kindern an den Händen machen wir uns an den Abstieg. Die Kinder verabschieden sich am Dorfrand, auch die Soldaten ziehen ihrer Wege. Auf dem Rückweg ein erfrischender Regenschauer. Kurz beregnet, ist man in der Wärme schnell wieder trocken. Es geht zurück nachhause, die Weite des Landes im Herzen und eine leise Spur von Trauer, dass der perfekte Frieden noch nicht Wirklichkeit ist.

Momentaufnahmen

– Eine junge Frau kommt mit schweren Bauchschmerzen, liegt stöhnend im Bett. Ihr ‚Attendant' (jeder Patient muss einen Begleiter mitbringen, der für ihn kocht, die Wäsche wäscht und ihn auch sonst versorgt) ist die magere, achtjährige Tochter, die den kleinen, zweijährigen Bruder im Tuch auf dem Rücken trägt. Das Mädchen steht ratlos am Bett der Mutter. Sie haben nichts zu essen, die Küche ist schon geschlossen, wo man zur Not etwas bekommen könnte. Das Pflegepersonal meint, es sei wohl jemand losgeschickt von zuhause, um nach ihnen zu schauen. Die Wege sind weit in diesem Land.

– Ein Ziegenhirte ist von einer Hyäne angefallen worden, die ihm aus Unterarm und Bein handtellergrosse Fetzen herausgerissen und mit ihren spitzen Zähnen mehrfach zugebissen hat. Nun kommt der Patient mit Wunden, die zehn Tage alt und teilweise schon verschorft, darunter aber teilweise auch eitrig sind. Bei der Versorgung dieser Wunden staune ich, wie wenig Schaden dabei entstanden ist, es haben sich keine Abszesse gebildet, auch die eitrigen Wunden sehen nach Reinigung bald sauber aus. Zum Glück kam rechtzeitig ein Dorfbewohner mit Speer zur Hilfe und hat das Tier erstochen.

– Julio, der portugiesische Kinderarzt, bricht zu einem verlängerten Urlaubswochenende auf. Er will einen Nationalpark im Süden des Landes bereisen. „Wenn ich nicht mal rauskomme, bringe ich entweder jemanden anders um oder mich selbst" sagt er. Während der zweieinhalb Monate, die er da ist, sind 51 Kinder auf seiner Station gestorben. An Malaria, an Krankheiten, gegen die er zuhause etwas hätte tun können, an der Langsamkeit der Schwestern, an dem Fatalismus der Mütter, und so weiter. Ob das etwas Neues für ihn sei, frag ich ihn. Ich weiß, dass er bereits vor zwei Jahren drei Monate lang im Nachbarland gearbeitet hat. Nein, sagt er. So hätten beispielsweise die Schwestern nicht akzeptiert, was sich an Medikationen geändert habe im Vergleich zu dem zehn Jahre alten Verordnungsbuch, das es dort gab. Man hätte seine Verordnungen auch nicht umgesetzt, sondern in's alte Schema umgeschrieben. Und so weiter. Wir schauen einander an und nicken. Vielfältig sind die Abgründe, die das gegenseitig Vertrauen immer wieder unterbrechen.

– In der nachmittäglichen Ambulanz stellt sich ein hochgewachsener alter Mann vor, hager, knorrig und sehnig wie eine vom heißen Wind gedörrte Buschakazie. Er trägt ein schwarzes T-Shirt mit der Aufschrift „Stop violence against women" und eine schwarze Hose, auf deren Hosenboden mit fein säuberlichen, weissen Stichen ein dreieckiger Ausriss geflickt ist. Und die gängigen Recyclingsandalen in mindestens Größe 56. Gefragt, was sein Anliegen sei, holt er mit den langen Armen aus, beschreibt weite, anmutige Kreise, blickt schmunzelnd nach oben, ahmt das Summen einer Hummel nach. Der Übersetzer lacht und fragt etwas in der Sprache des Alten. Dieser beschreibt nun mit dem ganzen Oberkörper Bögen, lässt wiederum die Arme ihren Tanz aufführen und gurrt dazu wie eine Taube. Der Übersetzer grinst. Der Patient strahlt mich an, tausend Lachfältchen durchziehen das ausdrucksvolle Gesicht. Habe ich da einen Intellektuellen in Schwarz vor mir? Einen Laienschauspieler? Das Auftreten des Patienten könnte auf jede Volksbühne passen, und, wer weiß, in anderem Kontext...? Ich frage nach den Ergebnissen der Unterhaltung. Die Knie schmerzten den alten Herrn, sagt der Übersetzer, und zwar, seit er lebhaft geträumt habe in der Nacht. Die Untersuchung zeigt keine schwerwiegenden Störungen und ich erfahre, er habe das Problem schon einmal gehabt, und da sei's auch wieder von selbst gut geworden. Insofern überwiegt hier der Unterhaltungswert den ärztlichen Arbeitsaufwand.

– Eine Großmutter, mager und knochig, bringt ihren dreijährigen Enkel, seit zwei Monaten kann er nicht mehr stehen, die Beine knicken einfach weg. Sorgsam wickelt sie ihn aus dem rotkarierten Tragetuch und muss sich dabei weit nach vorne beugen, damit er nicht herunterrutscht von ihrem Rücken. Sie nimmt ihn vorsichtig nach vorne und stellt ihn auf die schwachen Beinchen, um ihn dann abzusetzen. Der Kleine schaut mit großen, ernsten Augen, ohne einen Mucks von sich zu geben. Nach der Untersuchung, die pathologische und übersteigerte normale Reflexe zeigt, nehme ich die beiden mit zum pädiatrischen Kollegen, ich möchte wissen, was er dazu meint. Dieser hat das Kind schon am Morgen gesehen; nachdem verschiedene Tests auf passende Infektionen negativ sind, vermutet er einen Hirntumor. Aber wie können wir diesen nachweisen? Für einen Kopf-Ultraschall ist das Kind zu alt, eine andere passende Bildgebung haben wir nicht, die nächste Neurologie ist vier Stunden Autofahrt weit weg und unbezahlbar für die Familie. Das Kind sitzt auf dem Boden und schaut still und mit großen Augen zu uns herauf, die Großmutter sieht uns erwartungsvoll an. Und selbst wenn die Diagnostik möglich wäre – wer würde die vielleicht lange und teure Behandlung bezahlen? Zwar sprechen wir nicht ihre Sprache, aber die Großmutter spürt aus dem Ton der Unterhaltung und den vielen Pausen heraus, dass wir nicht wissen, wie man dem Kind helfen könnte. Behutsam hebt sie, tief gebeugt, den Bub wieder auf ihren Rücken, schlingt das Tuch um und als sie sich wieder aufrichtet, sehe ich, dass ihr Tränen die Wangen herunterlaufen. Still geht sie mit ihrem Bub in Richtung ihrer Schlafecke davon. Sie wird ein paar Tage bleiben, es wird sich nichts verändern, sie werden einen weiten Weg zu Fuß zurück nachhause gehen.

– Eine 26-jährige, attraktive Patientin ist angekommen, Schuss durchs Knie. Die Kniescheibe liegt in Trümmern, vom Oberschenkelknochen ist ein Stück abgesprungen. Wir hören, dass sie am selben Tag, eine halbe Stunde später, als wir dort waren, in der nahen Kleinstadt auf der Einkaufsstraße von einem Polizisten angeschossen wurde, der eigentlich einen flüchtigen Gefangenen verfolgte. Trockener Kommentar von einer Kollegin: man sollte vielleicht doch besser zuhause bleiben.

Abkürzungen

Der zur nachmittäglichen Arbeit motivierte Arzt sieht sich, sobald er in der Ambulanz Platz nimmt, beim Betrachten einer Krankenakte sogleich mit einer Vielzahl kryptischer Zeichen konfrontiert. Die Kommentare, die die Hilfsärzte nach gründlicher Untersuchung eines Patienten notiert haben, kann man in den seltensten Fällen entziffern (kein Problem mangelnder Bildung! Jeder hat gleichermaßen eine schöne und charakteristische, aber eben unleserliche Schrift). Wenn man sich zu dritt bemüht (mit Unterstützung der Übersetzer und Buchführer, die ja schon länger vertraut sind mit ihren Doktoren) kann man schonmal die Abkürzungen dekodieren: STI und PID kennt man ja noch von zuhause, aber A/F/R? As father reports, wird mir erläutert. Aha, der Vater war mit dem Kind da und hat etwas berichtet, dies scheint öfters vorzukommen, wenn es in die Welt der Abkürzungen Eingang gefunden hat. Oder TCA? Tell patient to come again. Eigentlich klar. Mit manchen Problemen sollte man sich ein zweites Mal vorstellen. PTO? Ich überlege eine Weile, auf welches Krankheitsbild mich das hinweisen könnte, steht es doch dick und wichtig am Ende der Seite. Please turn over! Hatte ich doch selbst schon überlegt, wie ich b.w. übersetzen könnte. Alles klar. Wenn statt einem genannten Medikament OS angeboten wird, heißt das „out of stock", also „nicht vorhanden". Auch nette kleine Zeichnungen gilt es zu entziffern: vier Kugeln, unter denen sich vier Striche befinden: nicht etwa vier Heilblumen am Stängel, sondern je vier Tabletten, die an vier Tagen einzunehmen sind! Das war dann noch die leichtere Übung, denn die anderen Dinge sind ausgeschrieben und nicht so leicht zu entziffern. Nachdem ich mich tagelang bemüht habe, die Vorarbeit der Kollegen zu würdigen, habe ich mich nun doch der Überzeugung des chirurgischen Kollegen angeschlossen: der Patient wird als unbeschriebenes Blatt befragt, welches Problem ihn jetzt gerade hierher führt. Immer wieder wundert sich ein Patient – das habe er doch alles schon einmal erzählt. Unnötig und auch nicht immer unschädlich ist, wenn man etwa einen Patient zu einer Untersuchung schicken will, bei der er längst war, aber: man kann das Ergebnis nicht lesen... Wie jeder, der mit handschriftlichen Notizen zu tun hat, weiß, ist dies ein internationales Problem (in memoriam der ärztlichen Kollegen zuhause in Deutschland). Die wichtigste Abkürzung in der hiesigen Chirurgie allerdings ist „PP", das heißt: postpone. Verschoben wird, wenn die Anästhesie nicht mehr weiter arbeiten will, wenn die Anästhesie früher ins Wochenende starten möchte und wenn die Anästhesie andere Ansichten bzgl. der Notfalldefinition hat, im Sinne von „der stirbt bis morgen nicht daran", oder, falls der Patient bereits im Sterben liegt, „der muss erst stabilisiert werden". Verschoben wird auch, wenn der Operateur heute nicht kommt, wenn der Operateur vergisst, dass er etwas operieren wollte oder wenn der Operateur müde ist. Insgesamt gibt es, wie ich finde, zu viel Verschieberei.

Rex

Der schäferhundgrosse, hellbraune Hund der Schwestern heißt Rex und so benimmt er sich auch. Ganz afrikanisches Geschlechterrollenmodell, ist er selbstbewusst vor Ort präsent, wohingegen seine Freundin, ein kleines, schwarzes Hundemädchen, sich stets mit eingezogenem Kopf und zweifelndem, schräg von unten kommendem Blick entfernt, wenn ein Mensch sich nähert. Rex' kurzes, struppiges Fell fühlt sich an wie ein Fußabstreifer, und seine Magerkeit führt immer wieder in Versuchung, ihn mit Essensresten zu versorgen, die er sich auch gerne schmecken lässt. Vor allem der gynäkologische Kollege ist ein weichherziger Fütterer (er isst selbst ausgesprochen gerne und gibt immer wieder Bestellungen auf, damit Hauptstadtfahrer ihm Leckerbissen (seine „goodies") mitbringen, so dass es vorkommt, dass Rex vor der Tür des Gästehauses sitzt und heult, bis ihm eine Serviette mit Kartoffeln oder Nudeln herausgereicht wird. Das Hundemädchen hält sich auch hier im Hintergrund. Die Hunde lieben es, gemeinsam den Mond anzuheulen, was einen eigenen Charme und eine gewisse Melodik hat, man hört genau heraus, wer welche Stimme singt: während Rex mehr die langgezogenen, wenig wechselnden Töne bevorzugt (Auuuuuuuuuuuuuuuuuuh!) , ist seine Freundin eher variabel und steuert kurze Jauler bei (Iauu! Iaaaauuuuu! Iiiiiiiauu!). Macht Rex sich auf, um Streicheleinheiten einzusammeln – er ist darin recht erfolgreich, ein Hundeblick aus seinen Bernsteinaugen genügt – so bleibt auch dann seine Freundin im Hintergrund, streckt sich auf dem Sand aus und beobachtet das Ganze aus der Ferne.

Momentaufnahmen

– Ein überaus magerer Lehrer stellt sich vor, der mir erklärt, er müsse täglich 20 Kilometer zu seiner Schule laufen. Ich sollte ihn bitte einen Monat lang krankschreiben. Warum? Er fühlt sich nicht krank, eher überfordert. Warum hat er sich nicht ein Fahrrad besorgt? Will er die freie Zeit für die Arbeit auf dem Feld nutzen? Will ich es unterstützen, das seine vielen Schüler einen Monat lang ohne ihn sein müssen und ihr Weg zu einer brauchbaren Bildung dadurch noch länger wird? Viele Fragen. Fragen, die, wenn man sie direkt stellt, nicht beantwortet werden.

Was verstehe ich von diesem Land, von diesen Menschen? Ich bin ein großes Ohr und zwei weite verwunderte Augen und frage mich, ob ein halbes Jahr, hier zugebracht, nicht einem leichten Streicheln an der Oberfläche eines Jahrhunderte alten, mir fremden Massivs gleichkommt. Was für einen Nutzen oder Sinn macht es, hier und da eine Leiste oder einen Wasserbruch zu operieren, eine Wunde zu flicken, im Vergleich zu der Winzigkeit und Kompliziertheit eines Lebens in diesem Land? Manchmal fühle ich mich wie ein Mäuslein, dass sich an einer Akazie kratzt – was kümmert es den Baum? Und doch macht die Heilung einer Wunde, die Besserung einer Krankheit gerade für diesen einen Menschen so viel aus, verändert sein Leben, ermöglicht vielleicht wieder die Arbeit, die Ernährung der Familie, die Ausbildung der Kinder.

– Die Anästhesie erweist sich als immer wieder stabiles Hindernis auf dem Weg zu einer guten Wundversorgung. Nachdem Fred heute Morgen versprochen hatte, dass wir am Nachmittag die am Morgen eingetroffene Schussverletzung mit Trümmerbruch versorgen können, höre ich folgendes auf dem Weg zum OP, bevor ich die Grenze zur Sichtbarkeit überschritten habe: „...diese weiße Frau sagt mir nicht, was ich zu tun habe. Nur, weil sie ein weißes Gesicht hat!" Ich denke, na, das passt jetzt gut und und marschiere gut gelaunt hinein und sage: hier ist die Frau mit dem weißen Gesicht. Fred schaut mich wie immer freundlich an und sagt, er habe schon mit dem chirurgischen Kollegen gesprochen und den Fall auf morgen verschoben. Fiona sitzt daneben und sieht nicht glücklich aus. Ich mache mich auf die Suche nach dem einheimischen Kollegen, dieser weiß angeblich nichts von diesem Gespräch und schimpft über Fred, er sei grob in seinen Umgangsformen, habe schon mehrere Ärzte in die Flucht geschlagen und ich solle mir nichts daraus machen. Einerseits bedrückt mich diese größere Portion Sand im Getriebe, andererseits tröstet mich ein wenig, dass der Kollege die Problematik offensichtlich ähnlich sieht.

Muzungu-Theater

Ein älterer Herr aus Spanien, der in der näheren Umgebung für eine Hilfsorganisation arbeitet, hatte einen Unfall und stellt sich nun mit starken Schmerzen und einem verdrehten Fuß vor. Wie sich im Röntgenbild zeigt, hat er eine offene Sprunggelenk-Luxationsfraktur, bei der der Knochen durch die zerrissene Haut spießt. Nach längeren Diskussionen hat er zum Glück nicht einen Rundumgips sondern eine Gipsschiene erhalten und das Bein ist hoch gelagert. Drei rührige und besorgte Freundinnen kümmern sich um ihn in seinem noblen Privatzimmer für umgerechnet drei Euro pro Tag. Das Vorhandensein eines europäischen Patienten führt zu allerlei ungewohnten Situationen. So muss abends um 7 Uhr eine Fotokopie der Krankenunterlagen für die Versicherung gemacht werden. Um diese Zeit ist jedoch das Büro mit dem einzigen Kopierer des Krankenhauses schon geschlossen. Der Stationspfleger äußert, das System in Europa sei aber kompliziert – hier gehe man halt ins Krankenhaus und lasse sich behandeln. Dort brauche es scheinbar noch reichlich Papier zur Genesung. Schließlich stelle ich handschriftlich eine Bescheinigung aus. Einen Computer zum Schreiben oder Ausdrucken gibt es um diese Zeit auch nicht. Die Damen und der Patient fragen mich, wo er sich am besten behandeln lassen solle. Eigentlich möchte ich ihm raten, für die Behandlung dieser komplizierten, das Gelenk betreffenden Fraktur nach Hause zu fliegen. Andererseits möchte der chirurgische Kollege ihn gerne behandeln. Für morgen ist die Wundreinigung und Anlage einer Extension geplant. Die Wundreinigung ist wichtig. Die Extension, finde ich, verzögert die Abreise zu einer besseren Behandlung.

Am Morgen startet das erwartete Muzungu-Theater im OP. Ich staune, dass wirklich alle mitspielen. Es wird sogar ein Pulsoximeter eingesetzt, obwohl nur eine Spinalanästhesie geplant ist. Sogar Morphin erhält der Patient, damit wirklich nichts wehtut (daran spart man bei den eigenen Landsleuten deutlich). Der Patient erhält ein schmuckes neues Einwegmäntelchen statt des sonst üblichen, auch mal durchlöcherten OP-Hemds in weiß. Dann sind für den Operateur ein steriler Kittel und drei sterile Tücher gerichtet, obwohl sonst für Wundversorgungen lediglich eine Schürze getragen und mit einem einzigen Lochtuch abgedeckt wird. Alle drei Minuten wird gefragt, ob wirklich nichts wehtut. Und siehe da: der Patient ist auch wirklich sehr zufrieden.

Warum, könnte man fragen, behandeln Afrikaner einen weißen Patienten so viel besser als ihre eigenen Landsleute? Warum stößt man bei Einheimischen auf Unverständnis, wenn man als weiße Frau eine gleich gute Behandlung (wohlgemerkt: die weder die vorhandenen Mittel noch die Möglichkeiten überstrapaziert) für afrikanische Patienten vorschlägt?

– Heute Nacht großer Tumult draußen. Männergeschrei. Gehupe um 3 Uhr. Gekreisch einer Frau wie in höchster Not, sodass ich hellwach im Bett sitze. Das Mann-Frau-Problem hat hier noch mehr Gewicht als zu Hause. Und auch noch in der Chirurgie, die sowieso Männerdomäne ist. Manche Hilfsorganisationen schicken grundsätzlich keine Frauen an verantwortliche Stellen, weil dadurch Probleme vorprogrammiert sind. Kann man glauben, was die Kollegen sagen? Ist James wirklich krank oder will er bei seiner kleinen Familie sein? Hat der Kollege wirklich Kopfweh oder hat er gerade keine Lust sich mit mir zu arrangieren? Ist die Anästhesie wirklich so allgewaltig oder wird sie nur für eigene Ruhepausen als Ausrede benutzt? Ist wirklich kein Nahtmaterial da oder benutzt der Kollege diese Ausrede, um nicht täglich Leisten operieren zu müssen? Fragen über Fragen, die so aber nicht stellbar sind.

Osterdienstag im OP

Eine Schussverletzung, Kugel steckt noch, im Oberschenkel, zum Glück mit heilen Knochen; ein Rückendurchschuss (die Füße sind nicht mehr bewegbar); ein Schulterdurchschuss mit zertrümmertem Gelenk; eine Speerverletzung des Oberkörpers; ein Mann, dem ein anderer den Hals durchschneiden wollte, netterweise hat er nur ein Stückchen vom Knorpel erwischt, und bis auf die 15 cm lange, tiefe Schnittwunde im Halsfaltenverlauf und einige Stichwunden auf dem Schädel ist nichts dabei zu Schaden gekommen; eine alte Schussverletzung, infiziert, mit aus den Unterschenkelwunden tropfendem Eiter; eine alte Hundebissverletzung mit vielen, kleinen, sezernierenden Löchern am Knie; ein Verkehrsunfall mit eingerissenem Augenwinkel, zerfetzter Unterlippe und Schädelfraktur; eine alte Decollementverletzung mit freiliegenden Beinfaszien. Die Frau mit den septischen Brandverletzungen (jemand hat ihr Porridge über den Rücken gegossen, hoffentlich versehentlich) ist nicht mehr auffindbar, aber das kommt öfters vor, auch zur OP geplante Patienten verschwinden schon mal auf den Markt oder gehen kurz zu Fuß die 20 km nachhause, um etwas zu holen.

Agella

Der große, alte Mann spricht nicht viel. Er wohnt hinter der Kirche im Wäldchen und auch in der Kirche ist er gern. Sonntags trifft man ihn stets dort an, in seinen lumpig-erdigen Kleidern steht oder sitzt er, ein wenig vornübergebeugt, die langen Beine ein wenig nach innen gedreht, in einer der Randbänke, zuweilen kratzt er sich, mal hier und mal dort. Wenn es an den Friedensgruß geht, ist seine Stunde gekommen. Dann macht er sich auf, um viele, viele Hände zu schütteln. Er macht die Runde durch die große Kirche, und er ist auch noch am Händeschütteln, wenn schon längst das Abendmahl ausgeteilt ist und man zu anderen Programmpunkten übergegangen ist. Kaum einer kann sich seinem freundlichen, strahlenden Gesicht entziehen und etwa nicht die knochige Hand nehmen, die ihm oder ihr entgegengestreckt wird.

Jetzt aber liegt Agella auf einer der mit einer Plastikplane abgedeckten Tragen im Flur der chirurgischen Station. Er ist gestoßen worden, steht auf dem Deckblatt der Krankenakte, hat das Gleichgewicht verloren und ist auf die rechte Hüfte gestürzt. Die Bruchlinie ist im Röntgenbild deutlich sichtbar. Das bedeutet in diesem Land, dass man acht bis zwölf Wochen liegen muss, mit einer Zugvorrichtung, die einen noch mehr immobilisiert, und dass meistens keine stabile Heilung zu erreichen ist, sich Falschgelenke bilden und man nur noch mit Krücken beweglich ist. Agella hat nicht verstanden, dass es nun ernst ist, und er ist auch noch nicht an die Zugvorrichtung angeschlossen, deshalb steht er auf und stürzt gleich wieder, weil das Bein nicht mehr schmerzfrei trägt. Als ich mit dem Stationspfleger zusammen nach einem anderen Patienten suche, sehe ich ihn, verwundert um sich blickend, auf dem Boden neben seinem Bett sitzen. Keiner hat sich gemeldet von den anderen zehn Patienten im Raum, und auch der Pfleger macht sich nicht etwa auf, dem alten Mann schnell wieder ins Bett zu helfen, sonder klärt mich darüber auf, dass dieser keinen „attendent" habe, der für ihn sorge. Das sei doch kein Grund, ihn nicht zu behandeln? frage ich zurück. Nein. Aber wer werde die Wäsche waschen? Was soll der alte Mann essen? Endlich ist noch eine Schwester zur Stelle und Agella wird zurück ins Bett verfrachtet. Endlich erklären sie ihm auch, dass das Bein gebrochen ist und er vorsichtig sein muss und nicht aufstehen soll. Ob er es verstanden hat? Agella, ein großes Kind. Was wird aus ihm werden? Wie wird er mit Krücken in seinem Wäldchen zurechtkommen? Wie kann er in Zukunft Hände schütteln, wenn beide Hände mit Krückenhalten beschäftigt sind? Eigentlich müssten nun alle, die in der Kirche waren, nachher bei ihm vorbeischauen und ihm die Hand schütteln, und ich stelle mir das vor: die lange Schlange von Kirchgängern, an seinem Krankenbett vorbeiziehend, die Hände freundlich ausgestreckt und Agella, der strahlt wie ein Kind bei der Weihnachtsbescherung, alle Schmerzen wären leichter zu ertragen und alles wäre halb so schlimm. Aber das wäre ein Stückchen Himmel, und so weit sind wir noch nicht. Noch sind wir da, wo man gestoßen wird, obwohl man nicht fest auf beiden Beinen steht und wo keiner selbstverständlich für einen sorgt, weil man es gerade braucht.

Eine Woche später fällt mir auf, dass sein Bett von einem anderen Patient belegt ist. Auf Nachfragen höre ich, dass der Kollege den alten Mann entlassen hat, da kein attendant vorhanden war. Er solle zuhause Bettruhe einhalten. Ich stelle mir vor, wie das aussehen könnte ohne Bett und ohne Stabilisierung der Fraktur und denke lieber nicht weiter darüber nach.

Drei Tage später ist Agella wieder da. Ich staune. Auch ein etwas träge wirkender junger Mann ist als attendant mitgekommen. Aber: die Papiere und das Röntgenbild sind verschwunden und tauchen auch in den nächsten vier Tagen nicht wieder auf. Unergründlich sind die Auskünfte der Pflegenden. Man könne warten. Die Papiere kämen schon wieder. Jetzt liege er ja im Bett. Sei ja kein Notfall. Ich solle den Kollegen fragen. – Ich weiß inzwischen, dass auch der Kollege zuweilen unergründlich ist, wenn man genaue Auskünfte erbittet. Hat er die Fraktur nicht gesehen? Wer hat den alten Mann wiedergebracht? Nichtsdestotrotz braucht er eine Extension. Und dazu braucht es die Papiere und das Röntgenbild. Ein neues wäre zu teuer. Trotzdem wird man ein neues brauchen, wenn in längstens zwei Wochen nichts geschehen ist.

Gelitten wird viel und still. Warum? Der portugiesische Kinderarzt meinte, man sei hier mehr an den Tod gewöhnt. Ich glaube das nicht. Wenn Menschen ihre Trauer nicht verbalisieren können oder ihr irgendeine andere Form geben können, heißt das keinesfalls, dass sie deshalb nicht trauern. Auch die irische, afrikaerfahrene Reiseschriftstellerin Dervla Murphy (The Ukimwi Road, from Kenia to Zimbabwe, Flamingo, London 1993) berichtet von der Unfähigkeit afrikanischer Menschen, ihre Gefühle äußern zu können. Eltern, die hilflos und wie gelähmt neben dem Bett eines Kindes stehen, das im Sterben liegt, Eltern, die ein Kind schlagen, weil es weint, Zurückgebliebene nach dem Tod eines Angehörigen, die selbst wie erstorben wirken. Ian Clarke (The man with the key has gone, New wine press, Chichester 1993), der selbst Arzt mit langjähriger Afrikaerfahrung ist, erklärt dies durch die Erfahrungen, die Menschen in den noch nicht lange zurückliegenden Kriegszeiten machten. Unvorstellbare Grausamkeiten, Massenmorde, Kinderdiebstahl, all das habe zu einer Haltung des Sichtotstellens geführt. Man habe sich in sich selbst zurückgezogen, nichts hören, nichts sehen und nichts sagen wollen und nur darauf gewartet, dass es vorübergehe und man selbst keinen Schaden nehme. Ich finde dergleichen vielfältig wieder. Patienten, die angeschrien werden, weil sie Schmerzen äußern, Krankenschwestern, die lieber Abstand von leidenden Patienten nehmen, als sich ihnen zuzuwenden, ein Zuschauen und Nichtstun, wo man dächte, hier sollte sogleich angepackt werden. Bei zu viel Leid ist vermutlich auf Dauer das schnelle Reagieren nicht leistbar, würde zu schnell alle Ressourcen verschlingen, würde auslaugen und die Reihe der Bedürftigen endet ja nicht?

Buntstifte II

Sorim. Das von meiner Haushaltshilfe gemietete Mädel heiße Sorim. So hatte Ann es mir gesagt. Ob sie nicht noch einen Namen habe? Ann hatte anfangs behauptet, das Mädel habe keinen „christlichen" Namen, weil sie nicht getauft sei. Ich bitte sie, nochmal nachzufragen und siehe da: drei Wochen, nachdem sie ihre kleine Sklavin engagiert hat, hört nun auch die Chefin, dass das Mädchen eigentlich Nana heißt und Sorim der Name ihres Großvaters ist, der dem Taufnamen hinzugefügt wurde. Ich zeige ihr, wie man ihre Namen schreibt, und nun malt sie bunte Zeichenkolonnen, in denen immer wieder auch Nana versteckt ist, wobei die Ns zuweilen spiegelverkehrt auftauchen.

Immer, wenn ich ein bisschen früher aus dem OP komme, übernehme ich das Baby und wir üben ein wenig schreiben, schauen ein Buch an, üben umblättern, ohne die Seiten zu zerknüllen. Nana taut zunehmend auf, erzählt mir etwas in der Landessprache, guckt interessiert in das Wörterbuch mit den winzigen Buchstaben, das ich zuweilen zur Hilfe nehme, um sie besser zu verstehen. Immerhin bewirkt dieses kleine, braune Büchlein, dass die weiße Frau plötzlich Worte in Nanas Sprache produziert.

Dann ist Nana eines Tages nicht mehr da. Ann druckst herum. Sie sei nicht zu Hause gewesen, als Nana ging. Ihre Mutter habe sie abgeholt. Ob das wirklich so war? Ob das Mädchen nicht weggelaufen ist und dachte, es wolle einfach nur nachhause? Dass die Eltern sich die Bezahlung entgehen ließen, ist unwahrscheinlich. Wieviele Engel hat eine Zehnjährige zur Verfügung, um sicher nachhause zu kommen in einem Land wie diesem, wo die Wege weit sind, ständig Geldmangel herrscht, man sich nachts fürchten muss? Ich bitte Gott in einer Lautstärke um seine Hilfe in dieser Sache, dass ihm die Ohren klingen müssen.

Eine Woche später höre ich von einer der Frauen, Nana sei weggelaufen, weil Ann sie den ganzen Tag mit ihren Kindern ohne etwas zu essen alleingelassen hätte. Und, dass sie gut nachhause gekommen sei. Ich bin sehr froh darüber.

Einige Tage später höre ich im Gespräch der Köchinnen, dass Ann's Baby tot sei. Tief sind die Abgründe, in die man in diesem Land immer wieder unverhofft schaut. Die betrunkene Mutter habe nachts aus Versehen auf dem Kind gelegen, es sei erstickt, sagen die Nachbarn. Ich finde die weinende Mutter neben dem toten Baby, das jetzt kalt und still ist, gestern aber noch ein fröhliches, wohlgenährtes Halbjähriges war. Es habe plötzlich Durchfall und Erbrechen gehabt, sagt die Mutter. Es war ausgetrocknet, sagt die Leichenschau. Ob die Mutter es vergiftet habe, fragt die Polizei. Die Mutter trinke immer wieder, sagt die Chefin der Mutter. Vor der Hütte stumme, betretene Menschen. Wem kann man glauben? Wie wird der Ehemann, nur alle vier Monate zuhause, reagieren?

Requiem für ein Baby

Lass dein Federchen über die See fahren
komm an in Frieden
im Boot aus Tamarindenholz

Volleyball

Eigentlich hatte ich mir das Volleyballspiel „Weiße gegen Locals" anschauen wollen, hatte auch ein schattiges Plätzchen auf einer Mauer am Rand des Spielfelds gefunden, hatte auch die ersten Würfe noch mitbekommen, aber dann zupft es plötzlich an meinem rechten Arm. Drei Sechsjährige haben sich versammelt, um die weiße Frau zu besichtigen. Zwei weitere gesellen sich bald dazu. Zunächst werden ausführlich die Hände geschüttelt. Tatsächlich, eine weiße Hand fühlt sich genauso an wie eine schwarze – die Steppkes staunen. Dann wird meine Uhr betrachtet und geraten, was man daraus wohl lesen könnte. Ich schaue mal kurz aufs Spielfeld, aber da spüre ich, wie eines der Kleinen über meinen linken Arm fährt. Die blonden, feinen Härchen, die da wachsen, gibt es auf schwarzer Haut nicht. Und dann gibt's auch noch Leberflecken, die gezählt werden. Obwohl ich hin und wieder einem auf die Finger klopfe – was soll auch ein Grashüpfer in meinen Haaren – sind die Kinder unermüdlich am Entdecken. Meine Haare sehen schließlich auch ziemlich ungewohnt aus, braun und gerade. Und die Brille. Eines gibt mir zu verstehen, dass es sie haben wolle. Nichts da. Dann stößt eines dazu, das einen weiteren Grashüpfer gefangen hat. Diesem werden erstmal sorgfältig die Sprungbeine ausgerissen, damit er nicht entwischen kann, dann gibt es verschiedene Experimente, für die das geplagte Tier herhalten muss: unter einen Flaschendeckel gefaltet werden, auf die Zunge setzen (das kribbelt interessant), Fluchtversuche beobachten und unterbinden....Inzwischen hat eines des Kleinen noch andere Heuschrecken gefunden, die das gleiche Schicksal erleiden, was die Beinentfernung betrifft, jetzt wird auch ein kleines Ensemble aus Grashalmen und weiteren Flaschendeckeln gerichtet, in dem die entbeinten Tiere mal hierhin und mal dahin gesetzt, mit den Deckeln gequetscht und zugedeckt werden. Interessant vor allem, ob der Schreck noch lebt, wenn man ihn gequetscht hat? Die einheimische Mannschaft hat übrigens gewonnen, keine Frage, das war eigentlich von vornherein klar, schon allein vom Durchhaltevermögen her in sengender Hitze.

Morgenbesprechung

Die ärztliche Runde beginnt wie üblich in meist kaum hörbarem Tonfall mit Bericht des Nachtdienstes. Warum nur sprechen die Kollegen so leise? Damit man besser zuhört? Höflichkeit? Mangelndes Selbstbewusstsein? Das kann gut sein, denn die Selbstbewusstesten in der Runde sprechen laut und unüberhörbar. Auch die Platzwahl ist typisch: zwei Sessel gibt es, etwas erhöht, mit Polster, und viele harte Holzstühle. Üblicherweise sind die Sessel für die Chefs reserviert, den Med. sup. und seinen Vertreter. Aber auch der eine oder andere der Kollegen sitzt gerne dort. Der Verwaltungsleiter, eigentlich ja auch eine Art Chef, sitzt grundsätzlich nicht dort, weil er die „Erhöhung" nicht schätzt (Ich habe in einer stillen Stunde allein im Raum mal beim Lesen des ‚tropical doctor' das Sitzgefühl getestet und fand die Sessel ziemlich unbequem, da die Polster sehr dünn sind und man die Holzlatten darunter spürt). Der Nachtdienstbericht geht vermutlich in großen Teilen ungehört zu Ende. Dann ist der Ring frei, ob noch jemand etwas zu berichten habe? Ato, mit lauter Stimme und der unerschütterlichen Überzeugung, dass alle an seinen

Gynberichten interessiert sind, erzählt üblicherweise etwas aus dem Ward und unterbricht dafür kurz sein übliches Handygetippe. Seine Rasierwasserduftwolke hat bereits seit längerem den Raum erfüllt. Dann der ältere Kollege aus Europa. Schon seit Beginn der Runde hat er gewichtig ein verpackungsknisterndes Tütchen von einer Hand in die andere genommen, jetzt ist es soweit: er habe ein neues Gerät bestellt, aus Tuttlingen! (Er schaut die deutsche Ärztin vielsagend an), es sei sehr teuer gewesen, er wolle hier nicht den Preis verraten. Das sei als gutes Beispiel gedacht. Ein Spreizer für Prostataoperationen. Ach, denke ich, wir überweisen seit Monaten alle Prostatapatienten in die Hauptstadt, weil der einheimische Kollege diese nicht operiert. Vermutlich möchte der ältere Kollege jetzt mit der Ausbildung in dieser OP-Technik starten. Nächstes Topic: die Gewaltopfer. Der Nachtdienst hat ein Ehepaar aufgenommen: die Gattin hat dem Gemahl das halbe Ohr abgebissen. Erste Reaktion der Herren: ja, Frauen können extrem gewalttätig sein, man solle doch allgemein die Beträge für die Polizeiberichte erhöhen. Dr. Jill, einheimischer Med. sup. im Amt, plädiert nachdrücklich dafür, Frauen und Kinder von den Gebühren zu befreien, da die Gewalt meist von den Männern ausgehe. Man widerspricht ihm vehement, scheinbar gibt es reichlich Erfahrungen mit renitenten Frauen, ein Kollege weigert sich gar, in Zukunft die Berichte auszufüllen (drei Minuten Arbeit und im Vergleich zu einem deutschen Polizeibericht ein Klacks), zum Glück lässt sich Jill nicht irre machen und besteht auf seinem, im Sinne der Mission gewählten Modell. Ich gebe zu bedenken, man sollte doch erstmal herausfinden, was der Grund für den Biss war – es gibt viele, durchaus gängige afrikanisch-männliche Verhaltensweisen, die einen Biss ins Ohr zwar nicht rechtfertigen, aber verständlich machen: Seitensprünge, im Zeitalter von AIDS besonders übel, Ansteckung mit was auch immer, Geld vertrinken, Arbeit schleifen lassen und so weiter und so fort, der afrikanische Mann hat diesbezüglich keinen guten Ruf. Die Runde zieht sich üblicherweise, von den anderen Kollegen sagt wie gewohnt keiner etwas, und auch üble Geschichten und vermeidbare Todesfälle werden unbewegt mit Schweigen kommentiert. Zum Schluss wünscht der Med. sup. mit einem tiefen Seufzen einen guten Tag. Er hat es nicht leicht.

Gesellschaft

Bei einem Spaziergang durch das Buschland ist man nie lange allein, immer gesellen sich Kinder dazu. Beim letzten Gang zur Wasserstelle hat sich ein ganz kleines Mädchen im weißen Sonntagskleid fest an meine Hand gehängt. Da die kleinen Beinchen nicht so schnell laufen können, sind wir ziemlich hinter den anderen zurückgeblieben. Umkehren oder loslassen wollte es aber auf keinen Fall. Dann hat es auch noch in etwas Spitzes hineingetreten und wollte gar nicht mehr weiterlaufen. Wir haben einen Akaziendorn aus der Fußsohle gebastelt, dann ging es weiter, hinter den anderen her. Ich staune, wie tapfer hier ein Dreijähriges barfuß und weit durch die Gegend stapft und mit wie viel Vertrauen in eine fremde weiße Frau. Auf dem Rückweg habe ich Unterstützung angefordert, weil es schon dunkel wurde und wir gar so weit zurückgeblieben sind, dann haben wir mit einigen Durchgängen „Engele flieg" aufgeholt.

Kieferdurchschuss

Ein Patient wird von zwei Frauen gebracht. Eine stille, bedrückte Prozession, die da ihren Weg durch den Mittelgang stolpert: der Patient gebeugt in der Mitte, ein blutiges Tuch um den Kopf geschlungen, eine durchsichtige Plastikfolie um den Bauch gebunden, zwei Enden wie Sterntaler in Erwartung offen haltend, um das tropfende Blut aufzufangen; um die Lenden das traditionelle

Tuch, blaugelb kariert. Rechts und links je eine Frau zum Stützen. Die Untersuchung ergibt einen Durchschuss mit Eintritt unter dem Kinn und Austritt rechts seitlich der Lippen. Die Unterkiefer-Speicheldrüsen sezernieren Blut. Aber der Patient hat Glück gehabt. Es wurde kein größeres Gefäß getroffen.

Überraschung am Morgen

Nanu, denke ich, beim Blick auf meinen Schreibtisch, warum führt eine Ameisenstraße durch meinen Taschenkalender? Ameisenstraßen gibt es im Prinzip viele, an Wänden und Türen schlängeln sie sich entlang, wenn's länger nicht regnet, gibt's regelmäßig eine zu meinem Wasserhahn in der Küche, es ist allerdings nicht immer ersichtlich, wohin sie eigentlich aufgebrochen sind. Aber hier, in meinem Taschenkalender, hatte ich ja gestern eine halbe Fruchtschnitte, die mir freundliche Menschen aus Deutschland geschickt haben, abgelegt. Eingepackt, allerdings nicht hermetisch, haben die Tierchen sie scheinbar trotzdem noch von ferne gewittert und sich unerschütterlich auf den Weg über die Tischbeine gemacht... Netterweise haben sie noch genügend übrig gelassen und lassen sich ohne Probleme abschütteln.

Momentaufnahmen

Die Kirche am Ende der Straße, katholisch, ist groß und üblicherweise voll bis auf den letzten Platz, obwohl der erste, englischsprachige Gottesdienst um 7 Uhr am Morgen anfängt (auch für mich eine Zeit, die hohe Anforderungen an meine Aufstehdisziplin stellt). Der 2. Gottesdienst gleich danach ist genauso voll und in der örtlichen Sprache gehalten. Die Kirche ist innen bemalt mit diversen Heiligen, die nun mal weiß waren, aber die Engelchen,

reichlich vorhanden, mit Palmwedeln in den Händen oder Schrift-
bänder haltend, sind keine pausbäckigen Putten wie bei uns hier
und da zu finden, sondern einheimische Kinder, so, wie sie eben
aussehen, nur dass ihnen Flügelchen vom Rücken hängen. Sie sind
so naturgetreu gemalt, dass man denkt, man könnte sie wieder
erkennen, wenn sie einem hier auf der Kinderstation begegnen.
Auch hier gibt es keine Gesangbücher, deshalb schmettert ein mit
Trommeln ausgerüsteter Chor die Melodie vor und wer die Lieder
kennt, kann mitsingen. Der Priester ist jung und einheimisch,
seine Predigt frisch und brauchbar. Allerdings muss ich zugeben,
dass die frühe Zeit nicht unbedingt meine ganze Aufmerksamkeit
mobilisiert, ich ertappe mich immer wieder dabei, mit den Augen
spazieren zu gehen, die Kinder zu beobachten oder in den Wand-
gemälden interessante Details zu entdecken.

Norinori

Nach der prallvollen Sonntags-Messe um sieben Uhr in der Früh, in
der mich ein neben mir hockender, turnender, winkender, neugie-
riger und schelmischer Zweijähriger gewaltig abgelenkt hat, steht
ein Ausflug mit Sarah an: ein Besuch in Norinori, dem Dorf, aus
dem Aron, Sarahs Vater stammt. Nicht weit zu laufen hat man, ein
roter Sandweg durch üppiges Grün, unter Mango- und Guavabäu-
men sich schlängelnd, führt zu den frei stehenden Lehmhütten.
Die Eingänge sind bequemer und höher als in Makambe, auch muss
man keine Zäune überwinden, alles ist offen. In seiner Hütte sitzt
Sarahs Großonkel, ein würdevoller alter Herr, einst Lehrer in der
nahen Jungenschule, an einem Tischchen im Lehnstuhl. Die Hütte
ist geräumig. Traditionell rund und mit Grasdach überbaut, gibt es
eine Zwischenwand, die den Schlafplatz von dem Bereich trennt,
wo Besuch empfangen wird. Auch das Fahrrad passt noch in ein
Eckchen, ohne, dass man zu wenig Platz hätte. Die Doktorin wird
ein wenig interviewt, natürlich, wo und was ist der Ehemann, wie

viele Kinder, dann werden die Bezüge zu Deutschland erläutert, zum Glück gab es hier vor Jahren mal einen hoch angesehenen Chefarzt aus Deutschland, das ist schon fast ein Vertrauensbonus... Ich erzähle ein bisschen aus Makambe, man hat hier auch gehört, dass es dort wild zugeht, ich ergänze, dass die Menschen dort mehr als genug von den Schießereien haben und sich andere Zeiten wünschen. Der Alte verspricht, mir ein bisschen von der örtlichen Historie zu erzählen, aber nicht heute, am Sonntag, da müsse man ruhen. Was ich mit nachhause nehmen wolle von hier, fragt er. Die Menschen seien das Beste an einem Land, an sie wolle ich gute Erinnerungen mitnehmen, sage ich. Die Antwort scheint ihm recht zu sein, er wünscht mir, „hier mit ihnen zu sterben", was etwas gewöhnungsbedürftig klingt, aber bedeutet, hier alt zu werden. Neben der Hütte liegt das Grab einer der fünf Töchter, die als Lehrerin in der Hauptstadt gearbeitet hat. Man möchte seine Toten bei sich in der Nähe haben.

Wir überlassen den Alten seinem nächsten Gast, einem anderen rüstigen Greis, und wandern durch Süßkartoffel- und Kassavaäcker hinunter zum Fluss, der sich träge und grün durch das in der Hitze flirrende Land schlängelt. Es sind unzählige Grashüpfer unterwegs in bizarren Farben: knallgelb, mit blau-rot geringelten Beinen und rot-blau getupften Köpfen sehen sie aus wie kleine, kunstvoll bemalte Skulpturen. Am Ufer sind Frauen bei der Arbeit, sie graben nach Sand, der zum Bauen genutzt werden kann und nach Lehm. Dreissig Wannen Lehm, auf dem Kopf an die ca. 2 km entfernte Straße geschleppt, geben etwa 17 EuroCent. Hier kann man davon zehn Mangos oder zwei Bananen oder eine große Kassavawurzel oder drei Passionsfrüchte, aber noch kein Brot, keine Margarine oder gar Milchpulver kaufen (900 g Milchpulver kosten umgerechnet sieben Euro, ein kleines Vermögen). Wo die Männer seien, frage ich Sarah, sie hätten doch mehr Kraft... tja, die Männer.

Muzunguuu

Ein weißer Mensch zwischen lauter schwarzen fällt auf. Damit lässt sich auf verschiedene Weise umgehen. Da gibt es die Fraktion, die Respekt hat (oder die Erfahrung gemacht hat, dass weiße Leute extrem anspruchsvoll sind), so kann es passieren, dass man eine ausgewählte Sonderbehandlung bekommt. Beispiel: In der platzend vollen Kirche kommt der Messdiener mit einer Hostie in die letzte Reihe, alle Köpfe folgen ihm – wo eine weiße Frau sitzt, um diese zu fragen, ob sie eine Hostie abbekommen habe. Wie schrecklich peinlich, aber in gewisser Weise auch sehr freundlich. Dann gibt es die Mehrheit, die einen nach finanziellen Gesichtspunkten betrachtet. Im Vergleich zum afrikanischen Normalbürger ist selbst z.B. ein deutscher Büroangestellter unendlich reich. Deshalb hört man ohne Ende Klagen, wie viel Geld vor allem die Schule für die eigenen Kinder koste. Es klingt immer ein ‚bitte hilf uns doch' dabei mit, auch wenn es nicht explizit erwähnt wird. Dann gibt es die, die einen einfach nur anstarren. Wie sieht die Muzungu aus? Was macht sie? Wie lebt sie? Welche seltsamen Gewohnheiten hat sie wohl? Fühlt sie sich so an wie wir? Stimmen die Gerüchte, die man so hört? „Wenn du nicht brav bist, holt dich der weiße Mann". „Weiße Leute mögen keine Kinder". „Wenn die Weißen einfach so in der Gegend herumlaufen, vertreiben sie damit den Regen". Kinder fangen entweder an, vor Angst zu schreien, wenn man auftaucht oder sie führen wilde Hüpfereien und Geschrei auf und lachen sich unter den Tisch (falls einer da ist) über die seltsame Gestalt. Die Erwachsenen, daraufhin angesprochen, sagen dann immer: sie sehen so selten weiße Menschen, sie freuen sich halt (was nicht immer so aussieht, eher so wie in der Struwwelpeter-Geschichte, wo die Buben sich über den Mohr lustig machen). Dann gibt es einige, die einfach nur da sind, offen und freundlich, auch neugierig, interessiert, mit denen man sich unterhalten kann. Die von sich erzählen, auch mal was wissen wollen, aber meist besteht eine gewisse Scheu, die erst überwunden sein will. Von denen allerdings gibt es wenige.

Ich stehe am OP-Tisch und nähe die letzte Hautschicht eines langen Schnitts zu. Die Anästhesie-Schwester und zwei Pfleger unterhalten sich währenddessen angeregt in der Landessprache, lachen und haben ihren Spaß. Worüber, frage ich mich? Amüsieren sie sich über mich? Warum können sie nicht in der Sprache sprechen, die sie alle gut beherrschen und die ich auch verstehe, nämlich in Englisch? Manchmal fühlt sich das so einsam an, dass es wehtut. Aber: wer nicht selbst schon einmal länger alleine an einem Ort war, weiß nicht, wie sich das anfühlt, wenn man gar keinen zum Reden hat, wenn selbst die, die gut englisch könnten, aus Bequemlichkeit eine Sprache sprechen, die ich nicht verstehe. Das Nahtmaterial ist aus Indien und die Nadel schlecht geschliffen, man braucht viel Druck, um durch die Hautschicht zu kommen, ich steche mich in den Finger. In Afrika, insbesondere bei hoher HIV-Dichte, Alarmstufe Rot. Ich sage, dass ich mich gestochen habe. Keiner sagt etwas dazu. Die Unterhaltung geht weiter. Ich frage, ob in der Akte der Patientin etwas vermerkt sei über ihren Serostatus. Sie sei negativ, sagt die Anästhesieschwester unbewegt, und über Hepatitis stehe nichts drin. Wie lässt sich diese Coolness interpretieren? Interessiert sie nicht, was mir Angst macht? Sind sie einfach nur müde und hungrig, weil es schon nach 13 Uhr ist? Sind sie solche Ängste so gewohnt, dass es nichts besonderes mehr ist? Sticht sich nicht alle Nase lang jemand, hat nicht dauernd jemand Angst, dass der eigene Mann, die Kinder, die Geschwister „die Krankheit" bekommen haben könnten?

Wenn man müde ist und schlecht drauf, könnte man sich fragen, ob denn überhaupt jemand schätzt, dass man gekommen ist, um mitzuhelfen, ob denn überhaupt jemand darüber froh ist, ob das, was man hier im Schweiße seines Angesichts und unter Riskieren der eigenen Gesundheit und Beziehungen inkl. Karriere und aller sozialen Bezüge macht, überhaupt irgendeinen Nutzen hat, ob nicht alles sowieso beim Alten bleibt, sowieso, weil ein kleines, europäisches Herz nicht diesen so großen, schönen, stolzen, armen und schrecklichen Kontinent verändern kann. Wer bin ich, dass ich dermaßen wichtigtuerisch von mir denken könnte... Und andererseits: vielleicht denken die, die hier sind und hier bleiben (müssen, weil sie nicht weg können, auch wenn sie wollten): was willst du von uns, weißer Doktor? Sollen wir dir dankbar sein für diesen Krümel Zeit und Leben, den du vielleicht aus Abenteuerlust hier verbringst und noch nebenher ein bisschen Gutes tun willst? Sei erstmal so lange hier wie wir, so lange, dass die Zeit dir zäh in den Zähnen hängt, dich das ewig gleiche, Schwere, müde gemacht hat und nichts mehr übrig ist von Idealismus, erstickt in der Wirklichkeit? Stirb hier mit uns, nachdem du deine ganze Zeit hier damit zugebracht hast, von uns zu lernen, wie das hier läuft, bzw. auch nicht läuft, und vielleicht wird sich dann einer oder ein anderer an dich erinnern, dass du da warst, ganz. Vorher kannst du nicht mitreden.

Ohne Netz

Der Kollege ist eine Woche lang auf Reisen, um eine Gesundheitsstation bzgl. OP-Einrichtung zu beraten. Also nur ich als Ärztin auf Chirurgie. Ich kann mir nun mein OP-Programm selbst zusammenstellen. Erster Gedanke: mal auf Station die ganzen Hauttransplantationen wegarbeiten, diese dauern immer sehr lang, weil man die entnommenen Lappen per Hand zum Netz schneiden muss. Aber: der erste Patient hat einen zu niedrigen Hämoglobinwert (5,0, für hiesige Verhältnisse eigentlich nicht katastrophal, aber das Risiko könnte größer sein, dass die Haut nicht angenommen wird). Das Baby mit verbranntem Bein hat auch einen zu niedrigen Hb und es gibt kein Blut. Schließlich setze ich einen auf die Liste, der seit Wochen hier liegt und wartet: nach einer Brandverletzung fehlt ihm ein Viertel der Oberschenkelhaut. In der Ambulanz kommt ein Patient mit eingeklemmter Leistenhernie an, die ich auf meine Liste setze und der Kollege meinte vor Abreise, ich solle einem Baby den Arm amputieren, weil die Hand schwarz geworden ist.

Der OP-Plan füllt sich. Mein Herz sagt: ich will ein Netz unter mir haben, wenn ich auf dem Seil tanzen muss. Denke abends noch im Bett vor dem OP-Tag, ich eigne mich nicht als Chirurgin, habe zu viel Hochachtung vor der Unversehrtheit der Patienten. Erinnere mich zwar an meinen deutschen Oberarzt, der, bevor ich nach Afrika aufbrach, meinte, ich hätte jetzt Facharztniveau, was Leistenoperationen angeht, aber das Unbehagen bleibt, bis ich das Messer am nächsten Tag in der Hand halte. Dann lösen sich die Zweifel in der Konzentration auf. Den Babyarm möchte ich nicht amputieren, nicht nur, weil ich es für verfrüht halte: das Kind hat kein Fieber und die Gangrän ist trocken. Ich beschließe, den Auftrag erstmal zu verschieben. Da kommt mir entgegen, dass am OP-Tag kein Blut da ist und Mutter und Kind auf den Markt gegangen sind, statt vor dem „Theatre"(OP) parat zu stehen. Die Leisten-OP geht gut voran, wenn auch langsam, weil alle Blutungen abgeklemmt und abgebunden werden müssen (hier gibt's kein elektrisches Messer). Die Schwester, die assistiert, muss gleichzeitig auch Haken halten, und dazu ist sie müde vom Nachtdienst. Als immens freundliche Geste in diesem Krankenhaus gibt es am Vormittag um elf für alle Mitarbeiter täglich Tee und ein einfaches Gebäck, auch im OP steht immer eine Ladung bereit, mit Spitzendeckchen verhüllt. Die Hauttransplantation dauert ebenfalls lange, der assistierende Pfleger schneidet hingebungsvoll mit mir Löchlein im Maschenmuster in die Läppchen. Ich beschließe, nachzuforschen, wo man ein Gerät zum Durchkurbeln und Perforieren der Haut bekommen kann. Um 12.30 sind wir fertig, da beginnt die Gynkollegin gerade ihre Gebärmutterentfernung am Nachbartisch, die bis 15 Uhr dauern wird.

Esther und Patty

Als ich abends bei den beiden Nannies der Nachbarkinder wie sie auf einem Schemelchen sitze, während sie ihr Abendessen auf dem Holzkohlenöfchen kochen – Maisbrei, sehr weiß und zäh mit grünen Kochbananen zusammen serviert – denke ich an meine große, leere Küche mit großem Herd und fünf Kochstellen. Die beiden könnten doch wenigstens ab und zu in meiner Küche kochen, das geht schneller, ist energietechnisch günstiger und vielleicht könnte man ja dann auch zusammen essen und ich wäre nicht so allein? Ich schlage vor, ob sie nicht am Freitag in meiner Küche kochen mögen? Sie sind nicht abgeneigt. Ich bin gespannt, ob es klappt. Tatsächlich, am Freitag um 19.30 stehen die beiden etwas schüchtern mit ihren Töpfen und Zutaten vor meiner Tür. Patty's Mann hat sich nicht her getraut, aber nun wird zumindest von den Damen meine große Küche mal ein bisschen ausführlicher genutzt: Esther hat von einer Reise in ihre Heimat gelbe Bohnen mitgebracht, die sie dort im Garten gezogen hat, Patty rührt Maisbrei an. Ich decke den Tisch und steuere Gemüse bei. Beim Essen erzählen wir. Esther ist als sechsjähriges Mädchen, nachdem die Eltern gestorben sind, zum Großvater gekommen und wurde von dort durch die Familien gereicht, mal hierhin, mal dorthin, sie sollte im Haushalt helfen, war auch mal bei entfernten Onkeln, die mehrere Frauen hatten und so war sie immer wieder damit beschäftigt, Kinder jeden Alters zu hüten. Es ist nicht einfach, erzählt sie, wenn man dauernd die Schule wechseln muss, und die Lerninhalte unterschiedlich sind, und deshalb hat sie auch nach der sechsten Klasse aufgegeben. Teilweise sei sie das einzige Mädchen im Haushalt gewesen, ärgerlich, diese Tatsache, weil die Jungs sich nicht an der Arbeit beteiligten: morgens verbrauchten sie das von Esther herangeschleppte Wasser, um sich zu waschen und sich dann aus dem Staub zu machen, bis es etwas zum Essen gab. Patty bestätigt das. Einem Mann, der geheiratet habe, sage man: „nun hast du Schuhe gekauft, willst du weiter barfuß gehen?" wenn er seiner Frau im Haushalt helfe. Es gebe wenige Männer, die sich dem allgemeinen Trend entgegensetzten. Sie kenne einen, der seiner Frau geholfen habe, Wasser zu holen. Nachdem die anderen Männer ihn ständig deswegen verspotteten, habe er jetzt nach längerem Sparen einen Regenwassertank anschaffen können. Auch sein Kind zu tragen, sei für einen Mann ungewöhnlich. Da hatte ich letzte Woche einen in der Kirche entdeckt. Ja, meint Patty, in der Kirche werde eher dafür plädiert, dass die Männer ihre Frauen unterstützen. Im Juli werden die beiden nachhause zurückgehen, weil ihre Arztfamilie dann zurück in die Heimat abreist. Wie der See geheißen habe, bevor die Weißen ihn nach einem Europäer benannt hätten? Der See, in dem die Heuschrecken ertranken, sagt Esther, so habe er geheißen, sie nennt auch den Namen in ihrer Sprache und erzählt die Geschichte dazu: es habe eine Hungersnot gegeben, weil Heuschreckenschwärme eingefallen seien, dann kam einer, der die Tiere in den See getrieben habe, dort seien sie ertrunken. Wann das war? Oh, vor langer Zeit... Dort sei es schön kühl und grün, dort wachse es besser. Hier sei es ja so heiß. Einerseits freuen sie sich auf Zuhause und ihre Kinder und Familien, die sie dort zurückgelassen haben, andererseits werden sie dann die gut bezahlte Stelle hier nicht mehr haben, und wovon dann das Schulgeld bezahlen?

Beat

May geht sonntags in einen Gottesdienst, der um 8 Uhr anfängt. Nicht nur, um ein bisschen länger schlafen zu können, frage ich, ob ich sie begleiten darf, ich bin auch neugierig auf die Gemeinde, weil ich sie von der Straße aus immer singen höre. May strahlt mich an, die Dekolücke zwischen den oberen Schneidezähnen blitzt, und verspricht, mich um 7.30 Uhr abzuholen. Wir treffen uns am Hospitaleingang, mit dabei ist auch die sechsjährige

Tochter Elly, beide sind sonntäglich fein gekleidet: May im hell-
grauen Kostüm, Elly im zweiteiligen Zitronenmuster-Kleidchen.
Ob ich Kinder hätte? Ich frage zurück, das wievielte Elly sei und
erwarte meine übliche Unterlegenheit, aber sie ist die erste und
letzte, weil der Papa nicht mehr recht und auch nicht vor Ort vorhanden sei, er habe mehrere Frauen. Ja, es sei schwierig allein.
Der Weg ist nicht weit, ein Stückchen die Sandpiste entlang, dann
hinunter zum Fluss, und wir sind da. Ein altes, scheunengroßes
Gebäude mit Holzbänken, kärglich ausgestattet, ein paar Plastikblumen auf der Holzkanzel, ein Keyboard, eine Gitarre, oberhalb
der Kanzel am Deckenbalken ein Wespennest. Wir sind ein bisschen zu früh da, aber die ersten Chorsänger und der Keyboar-
der sind schon aktiv und singen und beten in ohrenbetäubender
Lautstärke dank zweier großer Lautsprecher. Wir setzen uns, May
beginnt sogleich ihr Gebet und es sieht aus, als würde sie von
Krämpfen geschüttelt, so bricht aus ihr heraus, was sie ihrem
Gott zu sagen hat. Elly und ich sitzen hinter ihr, ich ein bisschen
ratlos zunächst, bete dann auch laut in Deutsch mit, was mir so
in den Sinn kommt, Elly ist müde und kringelt sich auf der Bank
zusammen, um noch ein bisschen zu schlafen. Endlich füllt sich
der Raum, auch der Chor, alle überaus farbenfroh und festlich
gekleidet, ist nun vollständig, singt und swingt vorne zu den Key-
board-Rhythmen mit Subwoufer-Verstärkung, die problemlos mit
der Musik in der Galaxy-Disco am Ortseingang mithalten könnten.
Eine Frau klagt der Wand mit lebhaften Gesten ihre Anliegen,
ein Halleluja wird mit hartem Beat in einer Lautstärke z.T. auch
ins Mikrofon gesungen, sodass ich mir möglichst unauffällig Brö-
sel eines Papiertaschentuchs in die Ohren stopfe. Der Rhythmus
stampft, der Chor wogt, Hüften kreisen, Arme werden hin und her
geworfen. Die Wespen zeigen sich unbeeindruckt. Es ist eine gute
Erfahrung, seine Gebete frei zu singen und sich dabei im Takt
zu bewegen, auch wenn es ein wildes, stimmliches Durcheinan-
der ist und ich mich dabei frage, ob man so noch genügend Ohr
frei hat für das, was Gott einem vielleicht zu sagen hätte. Nach
einer Stunde Beten, Singen und Tanzen darf sich die Gemeinde

durchgeschwitzt und zufrieden setzen und es folgt die Predigt, es geht ums Fasten. Die Ansprache dauert eine Dreiviertelstunde, der junge, schlanke und redegewandte Prediger kommt in Fahrt, nach Erwähnung verschiedener Bibelstellen, wo gefastet wurde, geht es um die praktische Umsetzung. Was sich damit alles erreichen ließe, dass die bösen Mächte auf diese Weise zurückgetrieben werden könnten, fast scheint es, als gehe es um die Macht des Fastenden und weniger um seine Rolle als Bittender, dass Gott handele. Der Ton der Predigt hat inzwischen eine gewisse Agressivität. Elly wippt auf der Bank, auf dem Bauch liegend. Kindergottesdienst gibt es keinen, es sei kein Lehrer dafür da, hat mir May berichtet. Schließlich ist die Predigt zu Ende, man muss pünktlich schliessen, da der zweite Gottesdienst in der örtlichen Sprache gleich danach beginnt. Ein Segen wird gesprochen, es wird geklatscht und die Gemeinde strömt nach draussen. Ich darf mich noch in einem Besucherbuch eintragen, dann geht's zurück nachhause. Ich beschließe, abzuwechseln, mal hierhin und mal in die katholische Messe zu gehen. In zweiwöchigem Rhythmus. Mal hier ein wenig abrocken, mal dort ein wenig klassische Ernsthaftigkeit üben. Schließlich halte ich Gott auch für bunt, ein Gott, der viele tausend Wege hat, seine Gegenwart kundzutun und bei dem viele unterschiedliche Menschen willkommen sind. Diese Mischung sollte recht sein. Da es erst 10.30 Uhr ist, will ich die beiden noch zum Tee einladen, aber May fastet gerade (obwohl sie kein Gramm Übergewicht hat). Sie kommen trotzdem mit und mangels Teetasse zum Dranfesthalten lade ich sie zu ein bisschen Farbe ein. Wir malen zu dritt ein Bild. Elly ist noch nicht recht aufgetaut und malt einen kleinen Mond, ein kleines Kirchlein und ein Fahrrad. May fühlt sich nicht als Künstlerin, malt aber tapfer ihre Tochter im Zitronenkleid, ein blaues Sternchen und eine schwarz-weinende Wolke, ich male ein Herz, das rote Pünktchen zu den anderen Bildelementen schickt, ein gelbes Huhn und ein bisschen Hintergrund.

Am Nachmittag begegnet mir Elly vor dem Hospital. Jetzt ist sie aufgetaut, strahlt mich an, nimmt mich gleich an der Hand und zeigt mir, wo sie wohnt. Da Mama unterwegs ist, freut sie sich, dass jemand zu Gast kommt. Ich hole die Farben. Sie kann es nun gar nicht erwarten, den Deckel der Kreide-Schachtel zu öffnen und anzufangen: eine große Kirche, ein Mädchen im Zitronenkleid, die Mama mit Pferdeschwanz, ein blaues Sternchen, ein dickes gelbes Huhn, Pünktchen, die die einzelnen Elemente verbinden, ein Fahrrad, in dicken, selbstbewussten Strichen, formatfüllend. Ich darf mir das Bild ausleihen, sagt sie (die Nachbarin übersetzt), weil ich zuhause viele kahle Wände habe. Sie möchte aber bei Gelegenheit sehen, wo es dann hängt. Da wir alle viel Zeit haben und Mama noch nicht zuhause ist, nehme nun ich das Mädel an der Hand und wir gehen Bildaufhängen. Unterwegs treffen wir Sarah, die auch mitkommt und danach die Dorfschneiderin besuchen will, so ergibt sich unversehens allerlei an Sonntagsunternehmungen.

Kassava-Essen bei Sabrina und Fides

Als ich am Montag aus dem OP komme, stehen zwei Schwesternschülerinnen vor dem Eingang. Ja, auf mich hätten sie gewartet. Ich meinte doch letztens, sie sollten mir mal zeigen, wo sie wohnen. Dass ich ungekämmt und verschwitzt bin und meine Arbeitsschuhe anhabe, stört sie gar nicht. Kämmen könne ich mich bei ihnen. Jetzt solle ich erstmal mitkommen. Na denn. Ob ich Mangos und Kassava mag, wollen sie wissen. Klar. Sie gehen mit mir Mangos und Kassava kaufen. Dann marschieren wir in ihr Zimmerchen im Schwesternwohnheim, wo sie zu zweit vier Quadratmeter bewohnen, in dem ein Stockbett und ein Stuhl stehen, auf dem ich Platz nehmen muss. Die beiden sitzen auf dem unteren Bett. Jetzt werden erstmal Mangos gegessen. Die Mädels sind 23 und 27 Jahre alt, beide allein erziehende Mütter eines 6- und eines 4-jährigen Kindes, das jeweils bei den Familienangehörigen weiter entfernt wohnt. Sabrina ist eines von 8 Kindern, die Eltern sind alt, aber noch gesund genug, sich an ihren 18 Enkeln zu freuen; Fides' Mutter ist an „der Krankheit" gestorben. Beide sind im ersten Ausbildungsjahr, müssen ihre Bücher per Hand abschreiben, weil ein richtiges gedrucktes Buch oder Kopieren zu teuer ist, und dürfen ihre Ausbildung bezahlen, obwohl sie vollzeitig arbeiten. Trotzdem sind beide richtig gut drauf und lachen viel, und nachdem wir alle Mangos vertilgt haben, geht's zum Kassava kochen in die „Küche". Die Küche ist eine Rundhütte mit hoch aufgesetztem Grasdach, in der mittig ein Feuer brennt. Es sind Metallschüsseln vorhanden, die man auf die Steine über der Glut stellen kann. In der Küche sind noch Andere am Kochen, und obwohl es rauchig ist und man von Moskitos umsummt wird, ist dies ein ausgesprochen gemütlicher Platz – im Feuerschein zu plaudern und auf das Essen zu warten, dabei die eine oder andere zu begrüßen, zu hören, wie der Tag war und die Arbeit, ein richtiger Frauenstützpunkt. Mit der fertigen Kassava geht's wieder zurück ins Zimmerchen, hier gibt's chinesisches Plastikgeschirr in rot und blau, Bohnen, Erdnussmus und süßen Tee zu den Wurzeln, und immer mal kommt auch hier jemand vorbei und holt etwas zu essen, eine Tasse Tee oder bleibt für ein Weilchen zum Plaudern. Auch Dina, eine der nur zwei weiblichen Clinical Officers kommt vorbei und erzählt ein bisschen von ihrem Heimatland und dass ihr Mann in der Hauptstadt studiert. Einer der Söhne lebt dort bei ihm, der andere hier bei ihr. Inzwischen ist es dunkel und spät geworden. Ich könne ja über Nacht bleiben, meinen die beiden, sie könnten sich das untere Bett teilen. Ein durchaus verlockendes Angebot, so allein, wie ich in meiner großen Wohnung bin, aber heute zieht es mich doch in mein eigenes Bett. Sie begleiten mich noch den dunklen Weg zu meinem Hoftor. Sie gehen auch gern spazieren, sagen sie. Auch bergsteigen. Sabrina hat bereits den höchsten Berg des Landes bestiegen. Und wenn ich mal Zeit hätte, könnten sie mir ihre Heimat zeigen. Mit einem Hauch von Zuhause-Gefühl falle ich an diesem Abend ins Bett.

Nach Dienstschluss

Gerade haben wir, kurz nach Dienstschluss, den schwer entzündeten Bauch wieder zugenäht, die Pfleger sind noch beim Richten der Knochenbrüche. Mal sehn, ob ich den Schlüssel für den Ultraschallraum finden kann, dann ließe sich der Patient schallen, den ich heute morgen mit Tumor im Bauch aufgenommen habe. Nachdem sich der Ultraschaller, ein sehr fähiger und dynamischer junger Mann, bei Nacht und Nebel aus dem Staub gemacht hat, um eine besser bezahlte Stelle am Regierungshospital anzunehmen, ist das Sonographie-Department verwaist. Die Senior-Headnurse, bei der der Schlüssel sein soll, ist leider nicht mehr vor Ort. Also nehme ich den Patient mit in die Schwangerenabteilung, hier gibt es ein kleines Ultraschallgerät mit winzigem Monitor. Der Patient legt sich auf die Gebährliege, da stellen wir fest, dass es keine Steckdose außer derjenigen für den Stationskühlschrank gibt. Die Schülerin schlägt vor, in den Untersuchungsraum zu gehen. Der Patient schaut mich fragend an ob des gynäkologischen Untersuchungsstuhls – Improvisation ist gefragt. Gerade hat sich der Patient an den Beinschalen vorbei auf dem Stuhl platziert, als die Kollegin kommt – sie muss sehen, ob noch der fetale Herzschlag bei einer Schwangeren zu finden ist, dann könne sie noch einen Kaiserschnitt machen. Sie hat den Schlüssel für den Ultraschallraum dabei. Wunderbar. Also gehen wir im strömenden Regen zum Ultraschallraum. Hier sind drei Türen zu öffnen, ein funktionierendes Gerät auszumachen und der Einschaltknopf zu finden. schließlich liegt der Patient in Position, der Bauch ist mit Gelee bestrichen, ein Bild ist zu sehen, aber das Ganze sieht unklar, ja verschwommen aus. Wie umschalten? Das Gerät ist alt. Wie kann man das neue Gerät einschalten? Francis, der Internist, ist nicht zu erreichen, im Telefon knattert und summt es, aber es meldet sich niemand. Also zu Fuß durch den Regen hinüber, Francis kommt mit und hilft mit Bedienungskompetenz, endlich haben wir auch das neue Gerät angeschaltet und ein prachtvolles Bild, da fällt der Strom aus. Aber wir haben gesehen, dass der Tumor solide ist, Francis vermutet TB, das reicht erstmal. Inzwischen ist es 19 Uhr, ich will nur kurz den Schlüssel zurückbringen, aber die Schwester auf Station sagt, gut, dass sie kommen, Doktor. Ein Patient mir Kopfverletzung randaliert, zudem läuft Flüssigkeit aus seinem linken Ohr, also hat er vermutlich eine Schädelbasis-Fraktur, wir aber haben kein CT, um das Ausmaß der Verletzung erkennen zu können. Um einen venösen Zugang zu legen, müsste man ihn ruhigstellen, aber das passende Beruhigungsmittel ist out of stock. Dazu hat er noch Fieber, also muss zusätzlich auf Malaria getestet werden. Ich bitte, den Diensthabenden zu fragen, wie wir weiter verfahren könnten, und will gerade gehen, als ein Mann hereingetragen wird, der vom Blitz getroffen wurde. Als dieser versorgt ist, kommt eine Mutter mit schreiendem Zweijährigem, dieser habe sich das Bein verletzt. In der Untersuchung sieht es nach einer Unterschenkelfraktur aus, aber Röntgenbilder gibt es erst wieder am Morgen. Nachdem auch dieses Kind versorgt ist, kommt das nächste, ein Vierjähriges, das sich etwas ins Ohr gesteckt habe. Jetzt ist es 20 Uhr und ich beschließe, dass das verlegte Ohr vielleicht auch noch am Morgen befreit werden kann. Ich will noch kurz dem Diensthabenden eine gute Nacht wünschen, aber dieser ist im OP verschwunden, er macht gerade einen Kaiserschnitt. Als ich gehe, sehe ich gerade noch, wie eine Ratte durch die OP-Eingangstür schlüpft und sich hinter dem Waschbecken versteckt. Wer kann, begibt sich zur Ruhe.

Die Kinder von Polani

Von der Sandpiste, die ins Dorf führt, zweigt ein kleiner Weg ab, der in Grasland führt. Zwei Schilder, beide schon etwas abgeschabt, zeigen, wohin es geht: eines zur Mädchenschule Kalein und eines zum Waisenhaus. Vorbei an einigen Rundhütten, vor denen Kinder spielen und Wäsche in der Sonne flattert, erreicht man das kleine Backsteinhaus mit dem weiten, sandigen Vorhof. Hier wohnen 21 Kinder zwischen 0 und höchstens 5 Jahren, deren Eltern oder Mütter nicht mehr leben oder wo die Verhältnisse im Dorf oder der Familie so sind, dass die Kleinen nicht gut versorgt wären. Es ist wohl Tradition, Waisen in der weitläufigeren Familie aufzunehmen, aber manche Familien oder Großeltern kommen bereits an ihre Grenzen, was die Anzahl der Kinder angeht. Die Idee in diesem Projekt ist, die Kinder in einem Alter, in dem sie die meiste Zuwendung brauchen, hier zu versorgen und später, wenn sie ein wenig größer und „selbstständig" sind (wie erwachsen ist ein Fünfjähriger wirklich?) wieder im Dorf zu integrieren.

Eine der Schwestern der chirurgischen Station hatte mich zu einem Besuch ermutigt. Ich war mir nicht so sicher, wie die erste Begegnung ausfallen würde – manche Kleinen fangen an zu schreien, wenn ein weißer Mensch auftaucht, andere können sich vor Lachen kaum halten, wenn sie eine Muzungu sehen. Aber die Bedenken sind schnell zerstreut – die Kinder sind froh über die Abwechslung, die jeder neue Mensch mit sich bringt. Ich brauche mich nur zu ihnen in erreichbarer Höhe auf den Boden zu setzen, schon beginnt das Spiel: Haare betasten, Uhr anschauen, Hände berühren, vielstimmiges Erzählen in der Ortssprache, einer zeigt mir ein kleines Auto, das ich auch mal schieben soll, zwei haben ein paar alte, graue Papierstückchen ergattert und wollen sie mir zeigen, ich falte Flieger, eine ganz tolle Sache, wenn man sonst gar nichts zum Spielen hat, auch wenn sie nicht mal richtig fliegen, weil das Papier schon knittrig ist. Dann falten wir Fächer, auch das ein ziemliches Ereignis, ein kleines Mädchen erzählt mir unablässig etwas, was ich nicht verstehe, bis mir ein Mann, der einen Kleinen besucht, übersetzt: auch dieses Mädel hätte gern ein Fächerchen, ebenfalls eine lappige, aber innovative Angelegenheit. Mit einem Stöckchen male ich einen Hund in den Sand, die Malfläche auf dem Sandboden ist ja so groß fast wie der Hof selbst. Ein Mädchen malt Gott, wie sie erklärt: ein paar Kringel und Muster und Sonnenstrahlen. Die eineinhalbjährigen, eineiigen Zwillinge wollen beide gleichzeitig auf meinen Schoss klettern, ein Dreijähriger kuschelt sich von links an mich, ein anderer will mir unbedingt jetzt zeigen, welche Zahlen er schon malen kann, es gibt aber nur einen Bleistift für alle, insofern müssen Wartezeiten in Kauf genommen werden. Ein Winzling sitzt nackt in einer Pfütze und weint, während ein anderer Kleiner ein uraltes, völlig zerlesenes Bilderbuch aus einer spanischen Bibliothek anschleppt, in dem jede zweite Seite fehlt und alle freien weißen Eckchen bemalt und beschrieben sind. Man braucht eigentlich nur anwesend zu sein und gar nichts anderes zu tun als zu reagieren, wobei ich zuweilen das Gefühl habe, in Kinderhänden, Papierschnipseln, Beinen und Geplauder unterzugehen. Irgendwie muss der Ansturm immer wieder einmal in Form gebracht werden. Der eine Zwilling ist inzwischen auf meinem Schoss eingeschlafen und wird von einem größeren Kind in ein Bett gebracht, jetzt möchte ein Dreijähriger an den Füßen gekitzelt werden. Eine Großmutter besucht ihr Enkelkind, ein mangelernährtes, sehr ernstes Baby mit großen Augen und versucht, in vielen kleinen Portionen immer wieder ein Fläschchen zu füttern. Ein anderes, zweijähriges Mädchen mit immens vorgewölbtem Bauch, das schweigt, und sich nur still an mein Knie drückt, braucht ganze zwei Stunden, bis ich es endlich einmal lächeln sehe. Der nicht schlafende Zwilling produziert ebenfalls ein Pfützchen und wird von einer der drei Helferinnen aus seiner nassen Hose gepellt, um danach nackt weiter zu spielen. Ein Dreijähriger hängt sich einfach über meinen Schoss und genießt, sich den Rücken reiben zu lassen. Was kann man zum Spielen mitbringen, überlege ich. Spielwarengeschäft gibt es keins, vielleicht weit entfernt in der Hauptstadt. Meine Wachskreiden reichen nicht einmal so weit, dass jedes Kind auch nur einen Stift hätte. Bauklötze gibt es keine, nur ein paar Backsteine, die aber gross und schwer sind. Man müsste ein paar kleine Fahrzeuge haben, die man schieben, beladen, bewegen kann. Plötzlich ertönt Geschrei, eine Rieseneidechse hatte sich bei den Backsteinen versteckt und ist von einem Kind aufgestöbert worden, nun sind alle gespannt, wo sie hinhuscht und wer sie mit Stöckchen berühren kann. Die Helferin für die Nachtschicht kommt und stellt noch ein kleines Programm auf die Beine: Bewegungslieder mit Hüpfen und Armekreisen – und dann sitzen alle Kinder zusammen auf einer alten Plastikplane wie auf einem Floß im sandigen Hof und es werden die Heftchen für die Kindergarten-Aufgaben der wenigen Älteren angeschaut. Winken zum Abschied, es wird dunkel. Ich bin sandig, klebrig und durchgeschwitzt, aber zufrieden über diese erste Begegnung. Drei Stunden sind wie im Flug vergangen. Es scheint einfach zu sein, den Kindern eine Freude zu machen, selbst wenn man nichts mitbringt als Aufmerksamkeit und zwei freundliche Hände.

Teatime

Ein Röllchen afrikanischer Orangenkekse und die ausgeliehene Blechteekanne stehen bereit – um drei will mich Ada, die bei den Waisenkindern arbeitet (und selbst eines war) zum Tee besuchen. Ich habe versprochen, sie vor der Kirche abzuholen, damit sie den Weg in die europäische Abgeschiedenheit hinter dem hohen Zaun findet. Pünktlich stehe ich vor der Kirche, und da sehe ich auch schon Ada, die aus einem Seitenweg kommt, allerdings nicht allein, sondern in Begleitung von zwei Frauen, von denen eine ein wenig schief, ein wenig unsicher läuft. Ob sie noch Freunde mitgebracht hat, überlege ich, aber beim Näherkommen sehe ich: die mittlere der Frauen ist an der Braunüle unschwer als Patientin zu erkennen. Unablässig sprechend, auf eine Art verkrampft, wirkt das schlanke, vielleicht 18-jährige Mädchen völlig verstört. Endlich sind die drei auf meinen Kirchenstufen angekommen, und ich höre: Eve ist gerade Patientin auf der Inneren, seit einer Woche wegen schwerer Malaria mit Chinin behandelt, verschlechtere sich aber zusehends. Nun ist auch die Mutter da und weiß sich keinen Rat. Eve hängt mir ein Kruzifix aus gelben Perlen um und teilt mir mit, Jesus wolle uns eine Botschaft bringen, ein Geheimnis. Ungemein wichtig sei dies jetzt. Sie nimmt mich bei der Hand und zieht mich die Stufen hoch. Ihre Hand ist heiß und vibriert wie unter Strom. Gott wolle, dass sie jetzt in sein Haus komme. Die Kirchentür ist verschlossen wie immer um diese Zeit. Eve rüttelt an der Tür, schaut sich um wie eine, die verfolgt wird, wie ein gehetztes Tier. Sie müsse hinein. Ich könne die Tür öffnen. Ich denke: erstmal beruhigen. In meinem Hinterkopf stehen die Differentialdiagnosen zur zerebralen Malaria in einer überschaubaren Schlange. Jetzt fällt Eve auf die Knie und schlägt an die Kirchentür. Ada überlegt, dass wir den Kirchenschlüssel holen könnten. Vielleicht wolle Gott sie in seinem Haus heilen? Die Mutter rät ab. Eve werde nicht wieder herauswollen. Ich versuche, einen Deal mit ihr auszuhandeln. Zuerst ins Krankenhaus, dann zurück in die Kirche? Nein. Jetzt. Und Gott wolle ein Wunder tun. Am Fuß der Stufen sammelt sich ein Grüppchen Kinder, die gespannt verfolgen, was sich da oben tut. Nach einigem Hin und Her verabschiede ich mich von der Entscheidung, mich nicht zuständig zu fühlen, solange Eve sich selbst und ihrem Umfeld nicht schadet, und rufe die Diensthabende an. Diese ist gerade auf der Chirurgie zugange und bittet uns, dorthin zu kommen. Mit Engelszungen, viel Hin und Her und wieder Zurück und auch ein wenig sanfter Gewalt bewegen wir uns in Richtung Hospital. Inzwischen bewegt sich ein kleiner Zug Menschen mit uns, die alle sehen wollen, wie die Geschichte ausgeht. Endlich haben wir die Krankenhauspforte hinter uns und sind schon fast in der Chirurgie angelangt, als sich Eve aus unseren Armen herauswindet und vor der Tür der Röntgenabteilung niederkniet. Gott müsse diese Tür öffnen. Jetzt. Unbedingt. Verzweifelt rüttelt sie an der Klinke. Wir stehen wie auf dem Präsentierteller: die Patienten auf den Stufen der gynäkologischen und der chirurgischen Abteilung, die Angehörigen, die Besucher, alle schauen gebannt dem Schauspiel zu. Ich komme mir vor wie im Freilufttheater, zumal sich nun auch hier Menschen in Grüppchen nähern, um genauer sehen und besser hören zu können. Ich laufe hinüber zur Chirurgie, wo Dr. Pia gerade eine lange Bankreihe von Notfällen zu sortieren versucht. Wir sollten Eve auf die Innere bringen, damit sie ein Medikament zur Beruhigung erhalten könne. Eve will nicht gebracht oder sonst auf irgendeine Art bestimmt werden, sie reißt sich los und läuft in die Weite des Geländes davon. Der Wachmann und ein Pfleger kommen zu Hilfe. Eigentlich wollten wir es in Ruhe, ohne Zwang versuchen, sie davon überzeugen, dass sie ein wenig zur Ruhe kommen solle, dass sie Medikamente brauche, damit es besser werde, aber nun meint auch Dr. Pia, dass es zur Not mit Festhalten sein müsse, um das Mädel aus seiner fiebrigen Gehetztheit heraus zu holen. Ob der HIV-Status bekannt sei, fragen wir die Schwester. Ja, sagt diese, Eve sei positiv. Endlich ist Eve mit vereinten Kräften in ihrem Zimmer, das sie mit der Mutter teilt, angekommen und sitzt nun ruhig auf dem Bett, aber als sie die Spritze sieht, springt sie wieder auf, wirft mit Kissen um sich, zerrt an meiner Hand, legt sich dann doch wieder hin, zieht das Laken über den Kopf und weint, als wir sie zu viert festhalten, um ihr das Beruhigungsmittel zu spritzen. Welche Variante wohl in die Erinnerung der Patienten eingehen wird? Dass die weiße Frau mit der Patientin gekämpft habe oder andersherum? Was sie wohl an Ursachen und Wirkungen erdenken werden? Sicher keine durch ein Virus ausgelöste Gehirnentzündung. Ada ist die ganze Zeit mitgekommen, hat mit gerungen und mit gekämpft. Als wir uns endlich zu den Tassen setzen können, ist der Tee gerade noch warm.

Grenzen

Ein normaler Arbeitsmorgen. Nach kurzer Mittagspause zwischen 15 und 15.30 Uhr zurück auf die Station. Die Gynäkologin ist für drei Tage in Urlaub, der Clinical Officer ist in der Ambulanz beschäftigt. Nach den wenigen Tagen auf dieser Station fühle ich mich alles andere als kompetent. Von der Kirche aus sehe ich, dass die Ambulanz gerade kommt. Hoffentlich keine Plazentakomplikationen, denke ich, und mir graut. Als ich die Pforte passiere, sehe ich, dass die Ambulanz direkt vor der Frauenstation parkt. Etwa doch Plazentakomplikationen? Ich marschiere tapfer auf das Gefährt zu. Auf der Ladefläche etliche Personen, die mehr oder weniger lebendig aussehen, das Auto kommt von jenseits der Grenze aus dem Nachbarland, wo es eine abgelegene Gesundheitsstation gibt, die schwierige Fälle an uns weiterschickt. Ich frage eine Schwester, wen sie uns denn hier bringt. Eine junge Mutter, die eine Ausstülpung der Gebärmutter nach der Geburt heute mittag habe, erfahre ich. Na, wenn's weiter nichts ist, denke ich und gehe nach drinnen, um zu sehen, ob sich dort Notfälle angesammelt haben, etwa mit Plazentakomplikationen, blutend gar. Da wird die gerade gebrachte Patientin auf der Trage hereingefahren. Ich sehe, dass sie in Erbrochenem liegt und nicht bei Bewusstsein ist. Jetzt aber schnell. Atmet sie? Nein! Ist der Herzschlag noch da? Ja, zum Glück, also zackig in den Arbeitsraum, Patientin kopfunter, mehr Erbrochenes läuft aus Mund und Nase, aber sie will nicht atmen, auch nicht nach Kneifen und Klopfen auf den Rücken. Beatmen. Eine Schwester hat endlich eine Maske gefunden, die zu groß ist für das feine Gesicht der erst 15-jährigen jungen Mutter. Dann gibt es eine Babybeatmungsmaske, die zu klein ist, aber wenigstens über Mund und Nase abschließt. Jetzt ist auch der Herzschlag weg. Ich beginne mit Druckmassage, die Schwester versucht sich am Beatmen, der von ihrem Babybeutelchen gemachte Wind bläst mir an die Hände, der Kopf liegt zu flach. Jetzt kommt auch die Diensthabende gespurtet, von mir angefordert, und versucht Adrenalin intrakardial in einer Herzdruckpause. Die Patientin will nicht atmen, das Herz will nicht schlagen. Nach fünf Minuten Herzdruckmassage und Beatmen meint die Kollegin, es habe keinen Sinn. Ich will die junge, schöne Mutter nicht so schnell aufgeben und fahre noch ein wenig fort, bis mir der Schweiß von der Stirn tropft, aber dann gebe auch ich auf, hin- und hergerissen zwischen Lebenspotential, das ich in der Patientin noch zu sehen glaube, dem viel ausführlicheren Vorgehen in Deutschland und der Ansicht der Vertreterin des Chefarztes. Nachdem wir die Patientin, die noch nicht einmal tot aussieht, gelagert haben, dem begleitenden, höchstens 16-jährigen Ehemann unsere Anteilnahme ausgesprochen haben und ein wenig still beisammengestanden haben, ist Zeit, den Überweisungsschein zu lesen. Ach ja, die Gebärmutterausstülpung – wir schauen nach: alles ist da, wo es hingehört. Aber wir lesen auch, die Patientin habe viel Blut bei der Geburt verloren und komme zur Bluttransfusion (obwohl wir gerade gar kein Blut haben, es ist immer viel zu schnell aufgebraucht von den schwerkranken Kindern mit Malaria). Und ach ja, es war ja noch ein Patient mit dabei, der auf die Innere gebracht wurde, mit Nasenbluten seit drei Tagen – wir hören: auch dieser ist fast unmittelbar nach Ankunft auf Station verstorben.

Momentaufnahmen

VIP

Obama ist eine einnehmende Persönlichkeit, sein Lächeln charmant. Er sieht einfach gut aus, schokoladenbraun, mit warmen, dunklen Augen. Wenn er lacht, kräuselt sich über seinem Näschen eine Falte, die ihn nicht alt aussehen lässt. Manchmal hat er allerdings auch schlechte Laune. Dann kann es passieren, dass er einen Löffel an die Wand wirft oder schreit. Sein hellblaues Höschen steht ihm ausgezeichnet, vor allem der Hase auf der linken Po-Backe nimmt für sich ein. Gibt man ihm ein Küsschen auf den Lockenkopf, klatscht er in die Hände, vor allem, wenn es ein geräuschvolles ist. Gerne lässt er sich tragen, und noch lieber reitet er auf den Schultern seines Vaters. Bald feiert Obama seinen zweiten Geburtstag. Ob er wohl mal in die Fußstapfen seines berühmten Namensvetters treten wird?

Nachtmusik

22.30 Uhr. Müde von einem langen Tag auf Station mit nur kurzer Pause dazwischen. Ich habe schon vor einer Stunde mein müdes Haupt niedergelegt und bin in dem wohligen Zwischenzustand von wach und Traum, als ich die Stimmchen der Nachbarskinder singen höre. Zwei, drei und fünf Jahre alt, beginnen sie jetzt die Probesession eines Geburtstagslieds für eine gewisse Madame Denise, wie ich höre. Es braucht einige Anläufe, bis alle gleichzeitig dieselben Worte singen, aber dann, äußerst schleppend und alle in unterschiedlichen Tönen, ist eine Art Zusammenklang zustande gekommen. Ob sie jetzt wohl in Europa anrufen? Ob Madame Denise wohl nachts um elf ein wohlwollendes Ohr für einen krähend-schrägen Kinderchor hat? Wir wissen es nicht. Bestimmt aber kann sie sich dem Charme der Vorstellung nicht entziehen, denn sie ist ja das auserwählte Publikum!

Malaria

An einem Freitagabend habe ich plötzlich das Gefühl, dass es zunehmend kälter wird in Afrika. Schließlich wird es so kalt, dass mir die Zähne klappern und ich nicht weiter schreiben kann, also muss es Malaria sein. Der nächste Griff geht zu der nun obligaten Packung Coartem, die mir vor Frostgeschüttel fast aus der Hand fällt. Dumm, dass fast all meine Nachbarn gerade im Kurzurlaub in der Hauptstadt sind und meine Haushaltshilfe schon seit Tagen mit ihrem Baby auf der Kinderstation festsitzt und deshalb nicht kommen kann. Ich bin gespannt, wie lange es dauern wird, bis die Medizin Symptome und Erreger verjagt hat. Den Samstag verbringe ich mit fast 40° Fieber im Bett und mag mich nicht mal von einer Seite auf die andere drehen. Morgens hatte ich noch der Vertretung des Chefarztes eine SMS geschickt, warum ich nicht zur Arbeit kommen kann. Mein internistischer Kollege ist nebenan zugange, seine Kinder zu sortieren und lässt sich nicht sehen, die Gattin, meine Chefin auf Gyn, ist noch verreist. Ich denke hin und wieder, ein Tee wäre jetzt nett, aber die Küche ist zu weit weg. Und erst recht die Ambulanz, wo man einen Bluttest machen könnte. Unerreichbar weit. Und es schaut auch sonst keiner vorbei. Ob die SMS angekommen ist? Ob irgendwer Bescheid weiß? Ich unterhalte mich mit Jesus, der, wie immer, an meiner Bettkante sitzt (nur hin und wieder vergesse ich es oder bin abgelenkt).

„Kannst du mir nicht wenigstens jemand schicken, der mir einen Tee machen kann?"

„Die Auswahl ist leider gerade etwas dünn. Aber sei nicht traurig. Wasser hast du ja, und ich bin zumindest zum Reden da."

„Was meinst du, lohnt sich der ganze Aufwand hier? Das Gesundheitsrisiko und die ganze Einsamkeit für das bisschen, was ich hier bewirke?"

„Du tust nicht nur ‚ein bisschen', sondern bist den ganzen Tag beschäftigt, für die Patienten da zu sein. Denk nicht immer, du müsstest große Dinge bewegen, damit es erst zählt. Auch wenn dir jemand beim Reanimieren stirbt, du hast es mit allem, was du kannst und vermagst, versucht."

„Und die Geschichte mit der Einsamkeit? Wenn ich hier keinen habe, der für mich dasein kann, wenn ich es brauche, heißt das, ich bin nicht willkommen?"

„Das heißt es nicht und das weisst du. Menschen sind nun mal nicht alle so zugewandt und einfühlsam, wie's schön wäre. Und du siehst ja, wie dein Nachbar den Spagat zwischen dieser umfangreichen internistischen Abteilung und seiner großen Familie versucht. Nimm es ihm nicht übel, dass er es nicht schafft, auch noch an dich zu denken, wenn du gerade nicht zu sehen bist."

„Es fühlt sich nicht oft so an, als würde es rundum Sinn machen, hier zu sein..."

„Du bist anspruchsvoll, Sabine. Vieles ist mittelmäßig oder sogar weniger. Das ist eben so. Dass ein Platz der richtige ist zeigt sich nicht am lockeren Lebensgefühl. Weißt Du noch, als du gekommen bist, war ich schon da, die Ärmel hochgekrempelt, und bei der Arbeit und habe zu dir gesagt: schön, dass du auch kommst..." Ich sehe ihn grinsen, „und der Vorteil vom Alleinsein ist: du hörst und siehst mich dann besser..."

Für den Moment tröstet mich das. Er legt seine freundliche Hand auf meinen Arm und lässt sie dort liegen für eine lange Zeit. Zeit hat er sowieso, weil ihm die Zeit gehört... Und da hat er recht, ich höre ihn besser, wenn gar nichts und keiner da ist, der mich ablenken könnte.

Am Sonntag ist die Küche immer noch weit weg, aber das Fieber wird langsam weniger. Aber am Mittag steht plötzlich meine Haushaltshilfe in der Tür, sie habe von mir geträumt, sie solle mal nach mir schauen. Sie beschließt, mir etwas zu kochen, Bohnen und Kartoffeln (wonach mir zu dieser Zeit gar nicht ist), so habe ich für den nächsten Tag, als das Fieber endlich unten ist, auch etwas zu essen, es reicht sogar noch zwei weitere Tage, was gut ist, weil sie ja nicht kommen kann. Sonst kommt keiner vorbei. Mit dem Fieber sind am nächsten Tag zum Glück auch die Gliederschmerzen weg und ich setze mich für ein Weilchen in den Liegestuhl draußen, ein klappriges Uraltmodell, selten genutzt, da Bananenhaltung erfordernd, aber passend zu dem derzeitigen Wunsch, nur irgendwo zu sitzen und sonst nichts tun zu müssen. Mein internistischer Nachbar kommt zufällig vorbei und sagt „welcome back", ich sei ja wohl im Urlaub gewesen? Nein, ich war die ganze Zeit hier, Malaria. Ach, hätte er nicht gewusst. Keiner hätte was gesagt. Ich rufe die Kollegin an. Peinlich, vielleicht ist die Nachricht nicht angekommen? Drei Tage unentschuldigt fehlen? Doch, sagt die, sie hätte auch zurückrufen wollen, das dann aber vergessen. Hier hat eh gerade jeder Zweite Malaria, insofern erstaunt das nicht, ausserdem hatte sie gerade eine Woche lang rund um die Uhr Dienst und nachts eine Operation nach der anderen. Da kann man nachvollziehen, dass einem dann und wann auch mal was durch die Lappen geht. Langsam trudeln meine Nachbarn von ihren Kurzausflügen ein, gut beladen mit ihren Einkäufen aus der üppigeren Welt, Ananasbündel unterm Arm, Tüten, Taschen mit Käse, Brot, das satt macht und Parmaschinken. Ach, denke ich, und erinnere mich an meine Bohnen, die Reste in meiner Küche und dass meine Haushaltshilfe immer noch nicht wiederkommt diese Woche. Aber die Sehnsucht nach den Töpfen Europas hält wie üblich nur sekundenlang an. Ich wollte ja das Leben meiner schwarzen Brüder und Schwestern so weit als möglich teilen (auch wenn die nicht unbedingt begeistert sind, wenn ich sie dann auch wieder zu Bohnen einlade). Der Unterschied zu Deutschland: hier bin ich ein Teil der Mehrheit, die sich mit wenig zufrieden zu geben versucht. Die Minderheit ist üppig ausgestattet. Ich sitze da und denke: ich wünsche mir jetzt so sehr einen, der sich mal zu mir setzt und mit mir spricht. Oder mir eine Ananas abgibt. Die sollen ja so billig sein auf der Straße in die Hauptstadt, meinten meine Nachbarn vor kurzem. Aber es gibt keinen, der innehält und keine Ananas. Kurz kommt eine der schwarzen Nannies vorbei, die auch Malaria hatte, um die Leidensgenossin zu grüßen, aber sie kann nicht bleiben, da es mitten in ihrer Arbeitszeit ist. Und sie ist wie ich gerade ein Teil der Mehrheit. Am Mittwoch müssten die Bohnen zu Ende gehen. Dann bin ich auch wieder fit genug, hoffe ich, Nachschub zum Essen zu holen. Neue Bohnen gibt's immer in der Nähe. Die Fischdosen sind schon eine halbe Stunde Fußweg entfernt. Aber insgesamt geht's mir wesentlich besser als zwei Tage zuvor, es ist wieder warm in Afrika und der blaue Himmel blitzt durch die Palm- und Mangoblätter. Am schönsten sind die großen Schmetterlinge, gelb mit schwarzen Punkten, oder die schwarzen mit großem blauem Punkt. Ein leuchtend blauer Punkt pro schwarzem Flügel. Zumindest an Naturschönheit sind wir hier alle reich...

Am Dienstagabend halten meine Gedanken Krisensitzung. Meine Haushaltshilfe ist immer noch auf Station festgehalten. Dies wird sich auch am Mittwoch, einem Feiertag, nicht ändern, weil dann keine Visite stattfindet. Die Wäsche stapelt sich, vor allem sind die beiden einzigen Garnituren Bettwäsche, die ich habe, durchgeschwitzt. Meine Vorräte in der Küche gehen morgen zu Ende. Ebenso die Bohnen, die Gina am Sonntag gekocht hat. Wie zum Einkaufen kommen? Woher ein Mittagessen nehmen, zumindest etwas um die Bohnen herum? Wenn mich bisher keiner eingeladen hat, wird es morgen einer tun? „Ich bekomme das schon hin", höre ich eine vertraute Stimme. Ich glaube schon. Aber wenn es nicht klappt? Der Gastgeber muss ja auch einverstanden sein...

Mittwoch. Müder Morgen. Um 9 Uhr steht meine Haushaltshilfe auf der Matte. Sie hat ihre Schwester engagiert, beim Baby zu bleiben. Ich staune. Sie sagt: wenn man krank ist, kein Essen im Haus, und die Wäsche... das ist nicht gut. Und macht sich an die Arbeit. Trotz Feiertag putzt sie alle Zimmer durch, wäscht die gesamte Wäsche und kocht aus den allerletzten zwei Auberginen ein Gemüsetöpfchen zum Maisbrei und den letzten Bohnen. Was für ein Glück, dass ich sie habe, zumindest immer wieder mal, denke ich, und bin sehr dankbar. Damit die Böden trocknen können, setze ich mich nach draussen, mitten in die gesamteuropäische Kommunikationsschneise. Da begegnet mir Sophie. Wir machen ein bisschen smalltalk, sie wollen heute einkaufen fahren, ja, ich darf mitkommen, ich dürfe auch gerne mitessen am Mittag. Gerne nehme ich an, zwar gibt es auch hier Bohnen, aber in etwas anderer Zusammensetzung und Farbe als bei mir, und ich spare die Auberginen fürs Abendbrot auf. Sie sprechen englisch mit mir und schenken mir zum Abschied eine Ananas aus ihrem Strauß. Ach, so viel Glück auf einmal. Ich bin versöhnt mit der Einsamkeit der letzten Tage. Beim Einkaufen dann Wartezeit, bis mein „Chauffeur" von anderweitigen Unternehmungen wiederkommt. Auf dem Mäuerchen vor einem Koffer- und Stoff-Geschäft setze ich mich, immer noch müde. Sofort kommen zwei junge Männer geeilt und überreden mich, auf einem ihrer zwei Stühle Platz zu nehmen. Es sehe schlecht für ihr Geschäft aus, wenn ich als erwachsene Lady auf dem Boden davor säße. Sie lassen nicht locker, bis ich oben sitze. In Deutschland, erkläre ich, sei es zwiespältig bis verboten, auf Stühlen vor Läden Platz zu nehmen, in denen man nichts kaufen wolle. Sie schauen mich mit großen Augen an. Sorry! Das muss ein seltsames Land sein. Bis der Wagen da ist, erzählen sie mir von ihren Berufen: einer ist eigentlich Lehrer, verdient bei seinem chinesischen Chef aber besser. Der andere sei sehr zuverlässig, kann aber nicht einmal schreiben. Vom Geschäft gegenüber sehe ich interessierte Blicke. Auch dort sitzt und spricht man. Jedes Lädchen ist nach außen hin offen und mit kommunikationsbereiten Inhabern, Hütern, Werbern besetzt. Man könnte eine lange Zeit damit zubringen, von Laden zu Laden zu wandern und zu erkunden, was die hiesige Kaufleuteschaft bewegt. Der Tag hat sich freundlich gerundet.

Nachtgeräusche

Die Nacht ruht auf einem weichen Klangteppich aus Grillengezirp, Froschquaken und leisen, rhythmischen Klängen von der Galaxy-Disko an der Kreuzung weit draußen. Die Nachbarkinder haben in ihre Betten gefunden. Ein Uhu ruft, ein zweiter antwortet in anderer Tonlage. Sie lassen sich Zeit in ihrer Kommunikation, es ist eine langsame Unterhaltung, in der einer sich dem anderen immer ein Stückchen weiter annähert, bis sie zweistimmig ihr Uhuuuuhhh in die Dunkelheit hineinsagen, denn so klingt es, wie ein leiser, erstaunter Kurzkommentar, nun zu zweit ausgesprochen, mit langen Pausen dazwischen. 23.50 Uhr: eine Tür öffnet sich knarzend. „Michael!" schreit der Nachbar. Es könnte ja sein, der Nachtwächter schläft, was durchaus vorkommt, der Hund reagiert ja sofort, wenn nur eine Maus ein Zweiglein knickt... Grummeln in den dunklen Tiefen des Gartens. Schritte nähern sich langsam. „Michael!" Jetzt ist er endlich vor Ort. „Yes, sir". Vor meinen schläfrigen Augen im Bett nebenan formen sich Bilder aus alten Filmen, wo der Herr seine Sklaven herzitiert, um ihnen ein Werk aufzutragen. Tatsächlich: „Michael. Die Läden schließen, bitte!" Warum macht er das nicht selbst, frage ich mich im Bett nebenan? Und warum überhaupt? Ach so, der Hund stört die Kinder, wenn er bellt, und dann stören die Kinder die Eltern. Der Sklave, nein, falsch, der Nachtwächter grummelt gehorsame

Zustimmung. Man hört Läden klappern. Die knarzende Tür schließt sich wieder und verschluckt den Nachbarn. Schritte auf Kies entfernen sich in weiter entlegene Teile des Gartens. Ein Viertelstündchen lang ist Ruhe nebenan, dann wirft der Nachbar den Computer an. Der Windows-Jingle ertönt. Aha, er surft bei Nacht und Nebel, denke ich, eine gute Zeit für den viel beschäftigten Internisten, weil jetzt kein Kind mehr mit seinen Fingerchen die Tastenfolge stört. Irgendwas scheint aber nicht zu funktionieren. Die knarzende Tür wird wieder aufgerissen, geschäftiges Schlappen in sich zu groß anhörenden Plastiksandalen entfernt sich in Richtung hinters Haus. Ich stelle mir vor, wie er nun dort an einer Antenne Kabelsalat entwirrt oder Eingangsbuchsen prüft. Nach zehn Minuten ist das Problem scheinbar gelöst. Sandalengeschlapp in doppeltem Uhutempo zurück, die Knarztür klappt wieder zu. Jetzt aber beginnt das Abendprogramm nebenan: der Nachbar zappt zwischen Fußball und einem Horrorfilm hin und her. In meinem Kopf entstehen im Halbschlaf die Bilder dazu. Ein Kommentator, tosende Zuschauermassen im Hintergrund. Frauengekreisch in höchster Not, eine böse, tiefe Stimme, die langsam und drohend etwas sagt. Akzeleration der Kommentatorstimme, und dann: Tooooor, Toooor, zumindest klingt es so ähnlich, auch in dieser Sprache kein langes Wort wie Spargelsuppe, sondern etwas kürzeres, das man genüsslich lang ziehen und emotional aufladen kann. Das Frauengekreisch bricht nach einer weiteren wilden Runde plötzlich ab, traurige Musik folgt, die wie eine verlassene, regenverhangene Felslandschaft mit frischer Blutspur klingt, in der Ferne sieht man ein pelziges, dunkles Wesen sich davonmachen... Irgenwie muss ich dann doch eingeschlafen sein. Als ich den Windows-Schlussjingle höre, ist es 2.30 Uhr.

Ultraschall

Heute alleingelassen von Chefin (krank) und Clinical Officer (zum Familienbesuch aufgebrochen) darf ich mein gynäkologisches Tagesprogramm allein über den Tag verteilen. Im Laufe der Visite haben sich allein neun Ultraschalls angesammelt, dann sind am weiteren Vor- und Nachmittag noch sieben Patientinnen aus dem OPD dazu gekommen, so gibt es allerlei anzuschauen – Babies, deren Oberschenkelknöchlein gemessen werden wollen (unter anderem), um zu sehen, ob die geschätzte Wochenzahl dem Längenwachstum entspricht, Kontrollen von Plazentasitz und Fruchtwassermenge, Nachsehen, ob bei den Frauen, die mit Blutung in der Frühschwangerschaft kommen, noch ein Menschlein in der Gebärmutter zu finden oder ein winziger Herzschlag zu sehen ist, Erkundungen, ob Tumoren die Niere aufstauen und wo sie überhaupt herkommen und wo hineinwachsen. Wie gut, dass es das Ultraschallgerät gibt! Insgesamt sind es im ganzen Krankenhaus auch nur wir drei Europäer, die schallen können, wobei ich nun den Schlüssel habe, weil die beiden Kollegen ihn nicht gerne nehmen wollten (obwohl sie besser schallen als ich). Wenn alle Patientinnen samt ihren Akten beisammen sind, setzt sich die Prozession der Kugelbäuche in Gang: die Damen in Rosa (die Stationskleidung) mit eigenen Tüchern setzen sich gemütlich langsam im Gänsemarsch zum Ultraschallraum in Bewegung. Es geht über das halbe Hospitalgelände, auf schmalem Weg, vorbei an den Reihen der frisch geputzten Gummistiefel vor dem OP, an der Leine mit den frisch gewaschenen grünen Kopfhauben und Gesichtsmasken (natürlich wiederverwertbar aus Stoff), an der Chirurgie, wo der eine oder andere sein Gipsbein sonnt, hin zum orthopedic department, wo der Schuhmacher vor der Tür an seinen Modellen arbeitet. Schließlich sind wir da: Das winzige Räumchen, in dem das Schallgerät samt sehr breiter Liege und zwei Stühlchen steht (mehr passt auch wirklich nicht hinein), ist allerdings, für sich gesehen, wenig romantisch, es kann aber atmosphärisch durchaus zu einem angenehmen Ort werden. Heute zum Beispiel erklärt mir eine engagierte Patientin, sie könne gerne übersetzen für mich, damit die Schwesternhilfe frei ist für anderes. So habe ich nun eine freundliche, hilfsbereite Assistentin mit viel Zeit. Und meine Assistentin übersetzt nicht nur, sie rückt auch Tücher gerade, hilft den Frauen von der Liege nach draußen, selbst nachdem sie selbst schon mit der Untersuchung fertig ist. Auch optisch sind die Frauen in dem kargen Räumchen eine freundliche Erscheinung: viele haben ein buntes Tuch dabei, das ja vielseitig einsetzbar ist, in diesem Fall als persönliche Unterlage, die typischen Wax-prints mit großen, bunten afrikanischen Ornamenten. So arbeitet sich's angenehm, die Widrigkeiten von Räumlichkeit und schwangerschaftsbedingter Beschwerlichkeit werden mit keinem Wort erwähnt, es wird unaufhörlich das Beste daraus gemacht, mit Freundlichkeit, Hilfsbereitschaft und einer Prise Humor.

Sunshine

Sunshine ist 19 Jahre alt, verheiratete Mutter einer kleinen Tochter und nun wieder schwanger. Sie stellt sich im Hospital vor, weil immer wieder Blutungen aufgetreten sind. Nun zeigt sich im Ultraschall, dass es sich um keine normale Schwangerschaft, sondern um eine Blasenmole handelt: eine blasige Wucherung der Plazenta, die in diesem Fall den Fetus verdrängt und die gesamte, wachsende Gebärmutter angefüllt hat. Ein Befund, der zu schweren Blutungen führen kann, auch bei der Ausschabung, die erfolgen muss. Es wird Blut bestellt – da die junge Mutter bereits einen Hb-Ausgangswert von 5,6 hat (für Frauen sonst um 12), muss Blut vorhanden sein, bevor wir sie mit in den OP nehmen. Wie so oft ist jedoch keines da. Wir warten. In einer Nacht blutet Sunshine stark, der Ehemann, zum Glück kompatibel, spendet eine Einheit. Trotzdem ist der Hb danach nicht höher als 3,0. Nun wird es gefährlich – mit diesem Wert lässt sich keine Operation durchführen, bei der Blutverlust zu erwarten ist. Die Verwandten werden aufgeklärt, um einen weiteren Spender ausfindig zu machen. Die Mutter, ebenfalls kompatibel, hat selbst zu niedrige Werte. Die einheimischen Medizinstudenten, lauter junge, dynamische Männer, fühlen sich zu schwach dazu. Ein einzelner Tapferer hat sich bereits für die malariakranken Kinder zur Ader nehmen lassen. Einer der Studenten erzählt, er habe für ein Kind gespendet, das dann doch gestorben sei. Man habe ihm daraufhin Vorwürfe gemacht, es habe an seinem Blut gelegen. Aber er will sich's überlegen. Im Prinzip kann man eben nur die Männer in diesem Land fragen, die Frauen sind durchweg ausgelaugt von Geburten, schlechter Ernährung und viel Arbeit. Sunshine hat sich mithilfe von Infusionen ein wenig erholt, aber noch einmal Bluten heißt für sie sterben. Die Infusionen ersetzen nicht den Blutfarbstoff. Die ärztliche Leitung, nach Schleichwegen und Möglichkeiten befragt, weiß auch keinen Rat. Es gibt nun mal einen Blutmangel im Land. Einige Tage später kommt endlich ein Grüppchen junger Männer anmarschiert, die sich bereit erklären, auf Kompatibilität getestet zu werden. Das Testen ist ja auch nicht ohne, weil der HIV-Status gleich mit erhoben wird. Hier hat jetzt die Familie alle zusammengetrommelt, die aufzustöbern waren. Da stehen sie nun schüchtern vor dem Tisch mit der rotweiß karierten Tischdecke und warten auf den Laborauftrags-Zettel. Die Hebammen kichern im Hintergrund – die Männer fürchten sich oft so vor dem Blutabnehmen, auch fällt immer mal einer um, was bei den Frauen zu großer Heiterkeit führt. Zum Glück ist nun aber auch einer kompatibel, so gibt es wenigstens ein bisschen Blut für Sunshine.

Interplast

Im Juni kommt hoher Besuch: zwei Chirurgen von Interplast operieren hier für knapp zwei Wochen vor allem Patienten mit Kriegsmisshandlungen und Verbrennungen. Dazu werden die Patienten seit Wochen dazu eingeladen und auf eine Liste gesetzt, damit man sie zu gegebenem Termin auch beieinander hat. Die beiden Chirurgen, einer gemütlich kugelbäuchig und blond, der andere mit rundem Hornbrillchen, eher ein Denker, der in den Pausen Nobelpreisliteratur konsumiert, sind beide um die 50 und haben ihr gesamtes Equipment in zahllosen Kisten und Koffern mitgebracht: Instrumente, Naht- und Verbandmaterial, Bohrer, Shaver zur Hautentnahme, Pressefrau, Anästhesie und Pfleger, und sie kommen für's Essen für alle Mitwirkenden auf (ein Tatbestand, der in der Klinik zum allgemeinen Interesse an plastischer Chirurgie beiträgt). Am Wochenende jeweils wird das Programm für die folgende Woche zusammengestellt: Finger, die in Narbengewebe eingewachsen und nicht mehr brauchbar sind, Arme, die wegen Narbenzug über 90° gebeugt sind, verkrümmte Füße, im Krieg abgeschlagene Lippen, so dass der Mund nicht mehr geschlossen werden kann, Lippenspalten, Augen, die wegen Verbrennungen nicht mehr geschlossen werden können und dergleichen mehr. Montags um 8 Uhr geht's dann los, an zwei Tischen wird gearbeitet, so dass nicht nur der einheimische Chirurg, sondern auch die deutsche Ärztin das Glück haben, zu assistieren und selbst unter Anleitung zu arbeiten. So wird der ganze Tag im OP zugebracht, zwischendrin gibt es ein Mittagessen mit viel Fleisch, für meinen stark von Bohnen geprägten Speisezettel eine äußerst noble Bereicherung, während die europäischen Herren kritisch in die Töpfe schauen und meinen, es gebe ja immer das gleiche (gar nicht wahr übrigens, es gab jeden Tag etwas anderes), einer vermisste gar die creme fraiche. Aber: die beiden sind wirklich kompetent, langjährig geübt und virtuos mit den Messerchen und winzigen Nadeln, dazu noch geduldig im Anleiten der Kollegen. Herrlich auch für uns, mit in der Größe passenden Instrumenten zu arbeiten, mit Scheren, die nicht stumpf sind, mit Nahtmaterial, das nicht aus Indien kommt und mit stumpfen Nadeln bestückt ist, sondern aus Europa. Eine Arbeit mit hohem Zufriedenheitspotenzial, da einerseits die Patienten glücklich sind, Glieder nach Jahren wieder gebrauchen zu können, wieder passabel auszusehen, sich wieder unter Menschen sehen lassen zu können. Und meist heilt es gut und sieht bei jedem Verbandswechsel besser aus. Nach dem OP-Programm werden Verbände gewechselt, nicht zu oft allerdings, sie sind grosszügig mit den Wartezeiten. Die Spalthaut-Donor-Seite wird ganze zehn Tage bis zwei Wochen unter dem ersten Verband gelassen. Überhaupt sind die Herren recht entspannt. Statt Betaisodona-Salbe hatte man versehentlich Betaisodona-Shampoo eingepackt, so werden nun halt alle Verbände schampooniert, es heilt trotzdem gut, oder vielleicht gerade deshalb? Die letzte OP am Tag vor der Abreise wird mit Jazzuntermalung durchgeführt, der plastische Kollege, genüsslich auf seinem OP-Schemel wippend, zu seinem Landsmann in einer unbeobachteten Minute sagend ,hach, das ist herrliche Negermusik', fragt den einheimischen Kollegen, wie er die afro-amerikanische Musik finde. Dieser antwortet verhalten. Er kennt sie nicht, sie ist für ihn nicht Teil eigener Kultur, sondern etwas Fremdes. Gefragt, welche Musik er mag, meint er, die christliche. Damit kann wiederum der Plastiker nichts anfangen. Was meint der Mann damit? Ob er Bob Marley kenne? Wieder verneint der einheimische Kollege. Der Plastiker ist sichtlich erschüttert. Die Konversation über Kulturelles gerät ins Stocken. Am Wochenende reisen die Herren und gucken sich die Nationalparks an, Orte, an denen selbst die meisten Einheimischen noch nie waren, weil man mit dem Bus zu lange unterwegs wäre und die Eintrittsgelder für die Einheimischen fast unerschwinglich sind. An ihrem letzten Tag haben die Herren eine traditionelle Tanzgruppe engagiert. Dann gibt's noch ein Abschiedsfoto mit allen Patienten, die ihre Verbände hochhalten, eine stolze Truppe. Wir haben viel gelernt, finde ich, und meine, wir können einiges davon auch umsetzen. Auch die Interplastler gehen zufrieden und ziehen weiter zum nächsten Einsatzort.

Zwei Wochen später: sechzig Patienten mehr als sonst bedeuten eine große Mehrbelastung. Sind doch auch noch all die anderen Patienten zu versorgen, die mit Unfällen, akuten Erkrankungen und anderen chirurgischen Problemen kommen. Täglich dreißig Verbände zusätzlich (wenn man nur jeden zweiten Tag verbinden würde) brauchen Zeit und Material, das nicht von Interplast vor Ort gelassen wurde. Die Patienten, bei denen Kontrakturen gelöst wurden, brauchen Krankengymnastik, ein Luxus, den es nur in homöopathischer Dosis gibt. Zwar ist ein Physiotherapeut da, dieser hat aber bereits so viel mit Gipsen und Schienen zu tun, dass es nicht für all jene reicht, die es dringend bräuchten. So zeigt sich jetzt, dass bei etlichen der Patienten, bei denen mit Kirschnerdrähten Finger begradigt wurden, sich diese nach Drahtentfernung wieder in die Kontraktur bewegen, weil das Üben alleine nicht funktioniert. Auch sind nicht alle Transplantate angewachsen und ca. 20 % müssen nachbearbeitet werden. Trotzdem, all das stellt den Sinn des Ganzen keinesfalls in Frage.

Morgengrauen

Kurzurlaub in der Schweiz. Gerade habe ich ein aus Natursteinen gebautes Kirchlein besichtigt, oben in den Bergen, das Wetter ist schön, nur leichte Wölkchen ziehen über den blauen Himmel. Man hat eine weite Sicht, die Straße ist steil. Ich gehe in ein Restaurant, gerade ist hinter der Theke keiner zu sehen, so bediene ich mich schon mal bei einer Sahnewaffel mit Himbeeren, die sich verführerisch in der Auslage präsentiert. Gerade habe ich sie genüsslich verzehrt und überlege, in welcher Währung ich wohl bezahlen kann, Schweizer Franken habe ich keine dabei, hoffentlich gibt es keinen Ärger mit dem Lokalinhaber – da höre ich eine vertraute Stimme: „Michael!" Ach richtig, ich liege in meinem Bett in Afrika und nebenan hat der Nachbar eine Idee für den Nachtwächter, es ist 3.30 Uhr am Morgen. Kurzurlaub Ende. Abschied von der schweizer Himbeer-Sahnewaffel, zurück zu meinen Bohnen. „Michael!!!", noch einmal, diesmal lauter. Es regnet in Strömen, das dämpft die Geräusche auf die Entfernung hin, nicht aber auf die Distanz von den drei Metern, die er von meinem

Ohr entfernt ist. Der Nachtwächter scheint nichts zu hören, auch der Hund hat scheint's die Ohren zugeklappt, damit es nicht hineinregnet. Neuer Anlauf: „Michael!!!", diesmal eine Spur höher als zuvor. Nichts tut sich, gleichgültig rauscht der Regen. Ich warte. Wird er selbst seine Läden zu- oder aufklappen? Wird er, wenn ich in zehn Minuten wieder eingeschlafen bin, einen neuen Versuch machen, den scheinbar schlummernden Nachtwächter zu mobilisieren? Inzwischen bin ich wach genug, um mir psychologisch-analytische Gedanken über die Seelenlage meines Nachbarn zu nächtlichen Stunden zu machen. Wären da vielleicht Spuren nicht verarbeiteter Aggressionen zu entdecken, bei genauerem Hinsehen? Oder sollte er mal seine Schilddrüsenhormone testen lassen? Würde eine Portion Ohropax helfen, für ihn und die Kinder? Oder ein Schlafmittel für den Hund? Ich beschließe, doch nicht so genau hinzusehen, zumindest nicht zu dieser Stunde, trotzdem dauert es ein Weilchen, bis ich wieder eingeschlafen bin.

Schusswechsel nach der Kirche

Sonntagmorgen, Sonnentag. Das ganze Dorf ist auf den Beinen, man geht ja zu Fuß, entweder aus dem frühen Gottesdienst nachhause oder zur späteren Messe hin, oder in einen der anderen Gottesdienste hier und da. Die Sandpiste ist stark frequentiert, ein buntes Vielerlei von fein angezogenen Kindern und Müttern mit Babies auf dem Rücken, Vätern und Söhnen in Anzügen, man pflegt sonntägliche Feierlichkeit, glatt gebügelt, blütenweiß, auch ohne elektrisches Bügeleisen und Waschmaschine. Man grüßt hier und da. May mit Töchterchen Elly, heute schnupfig und müde, aber im weißen Kleid mit seidigem Unterrock und Röschen auf den Ärmeln, und ich kommen gerade aus dem Gospel-Gottesdienst unten am Fluss, als an der Wegabzweigung mit quietschenden Reifen ein Pickup mit schwer bewaffneten Soldaten hält. Ich, die Gewehre sehend, an meine Patienten mit grauenvollen Schuss-

verletzungen erinnert, ziehe Elly an der Hand ein bisschen ener-
gischer in Richtung Zuhause, aber May ist interessiert: sie bleibt
stehen, will sehen, was sich tut. Ein Mann mit Gewehr springt ab,
der Pickup braust in die entgegengesetzte Richtung davon. Dreht
dann aber und kommt wieder auf uns zu. Erste Schüsse fallen. May,
die nicht viel hat in Erfahrung bringen können und inzwischen
Elly und mich eingeholt hat, bleibt wieder stehen und schaut sich
um. Weitere Schüsse. Die Menschen gehen in Deckung, auch wir
springen in den Straßengraben und kauern uns auf den Boden,
Elly fängt an zu weinen. Die Sonne scheint, saftig grün stehen die
Süßkartoffeln. Von der Pfingstkirche herauf hört man Singen. Weitere Schüsse, dann endlich Ruhe. Eine Frau weiß, dass jemand ein
Motorrad gestohlen hat. May lacht ihre verängstigte Tochter aus.
Das Ende des Krieges ist noch keine fünf Jahre alt. Damals kauerte
sie auf dem Markt unter dem Gemüsestand und spürte, wie die
Kugeln an ihr vorüberpfiffen, weil die Polizei die Rebellen gejagt
habe und diese sich wiederum im Gedränge der Zivilbevölkerung
versteckten. May ist scheinbar unbeeindruckt von Lappalien wie
der heutigen. Wie tief versteckt trägt sie ihre Kriegserfahrungen,
unter einem dicken Panzer aus kühler Gleichmut? Das Ambulanz-
fahrzeug braust an uns vorüber. Was die Chirurgie wohl morgen an
Schussverletzungen zu bieten hat?

Flugobjekte – Besuch in Polani II

Die anderthalbjährige Caren auf dem Schoss, die heute großzügig
lächelt, und den sechsjährigen Ismael neben mir auf Tuchfüh-
lung, überlege ich, was man denn spielen könnte, was der sandige
Hinterhof hergibt. Ich lasse meine Augen spazieren gehen und
sehe ein orangefarbenes Fädchen auf dem Boden liegen, vielleicht
50 cm lang. Zusammen mit einem roten Flaschenverschluss und
dem Fetzchen einer Plastiktüte bastele ich ein Flugobjekt, das
sofort von Ismael in Gang gesetzt wird: er wirbelt es durch die

Luft und hat richtig Spaß daran. Die zweieinhalbjährige Gloria, an deren Trägerrock auf den Schultern die Knöpfe fehlen und der dort mithilfe eines Plastiktütenrestes rechts und links zusammengebunden ist, gibt auch noch einen blauen Faden her. Nun werden Daniel und George aufmerksam, was sich da tut und kommen mit ihrerseits gefundenen Fädchen. Der Schnipsel einer Schulheft-Vorderseite, ein buntes Flaschen-Etikett aus Plastik, ein zur Schleife gebundener Grashalm, ein Hölzchen und diverse Fäden ergeben einen ganzen Schwarm von durch die Luft wirbelnden Müll-Schmetterlingen, auch die kleinen Mädchen möchten solch ein Flugtier haben, die nun auch vor dem Türchen auf der Wiese und dem Weg ausprobiert werden. Jedes einzelne Modell wird eifersüchtig gehütet, sorgsam behandelt und nur unter Widerstreben aus der Hand gegeben. Was macht den ärmlichsten Abfall kostbar? Die Umwandlung in ein individuelles Einzelstück, jedes anders als das andere, mit Freude betrachtet? Die Zeit, die verschenkt, das hässliche, alte, neu macht? Das ‚dies ist für dich‘, das man als eines von 21 Kindern selten zu hören bekommt?

Zwei Frauen

Der Nachmittag neigt sich dem Abend zu, noch brennt die Sonne auf die rote Erde vor der Tür der Frauenstation. Ein kleiner Junge kauert auf dem schmalen Zementstreifen am Eingang und lässt einen Plastikflaschen-Verschluss hin- und herrollen. Auf der Wartebank sitzen zwei Frauen. Sie warten auf die Zeit, die ein ärztliches Ohr ihren Anliegen widmen wird. Colline ist Mitte dreißig, hat drei Kinder im Alter von vier, sieben und neun Jahren. Sie ist alleinerziehend und auch sonst allein, keine Verwandten sind da, die sie unterstützen könnten, und sie braucht nun Unterstützung, da sie Gebärmutterhals-Krebs in fortgeschrittenem Stadium hat. Es wird irgendwie gehen, dass sie ihre Schmerzmittel beim Gesundheitszentrum bekommt, wobei diese jemand abholen muss, wenn sie es nicht mehr kann. Kochen wird die Neunjährige, wenn es sein muss, mit sechs Jahren hat sie ja schon gelernt, wie ein Baby zu versorgen ist und trägt es auf dem Rücken im Tragetuch. Wird sie auch in der Lage sein, einzuschätzen, wenn die Mutter mit der derzeitigen Schmerzmittel-Dosis nicht mehr zurecht kommt und eine höhere Dosis braucht? Aber das ist es nicht, was der Mutter die meisten Sorgen macht, sondern wer sich um die Kinder kümmern wird, wenn sie nicht mehr da ist... Mager ist sie. Auch hat sie heute noch nichts zu essen bekommen, weil ihr ‚attendant' heute nicht mehr da ist. Die Station hilft mit gezuckertem Tee aus, mehr gibt's nicht, es sei denn, man geht nachhause und holt etwas aus dem eigenen Kühlschrank. Die Ärztin stellt einen Kontakt her mit Ärzte ohne Grenzen, die in Colline's Heimatort eine kleine Gesundheitsstation betreiben. Doch, es ließe sich eine Transportmöglichkeit nachhause finden, auch ein Stückchen Begleitung, was die Schmerztherapie angeht, aber die Kinder... dafür muss noch eine Lösung gefunden werden.

Die zweite Frau, Alice, ist verheiratet und eine von zwei Ehefrauen. Schön ist sie und stolz, aber seit sieben Jahren versucht sie ohne Erfolg schwanger zu werden. Ihr Ehemann hat mit der Co-Frau während der ganzen Zeit mehrere Kinder gezeugt, also muss es an ihr liegen. Ein großer Makel in der hiesigen Kultur, ein Tatbestand, der sie beständig demütigt, zumal auch gegenüber ihrer Co-Frau. Sie wartet auf die ärztliche Beratung.

Rein praktisch betrachtet wäre es ganz einfach: hier drei Kinder, die eine Mutter brauchen werden, dort eine Mutter, die Kinder möchte. Aber so einfach ist es nicht.

Es geht, am Rande von Hilfsbereitschaft gegenüber der eigenen Familie und Nachbarschaft auch darum, etwas ‚hervor zu bringen', etwas eigenes, ein Stückchen von sich selbst zukünftig zu machen. Wie wäre es schön, wenn es hier darum ginge, einer schwerkranken Mutter die Hauptsorge abzunehmen, einen bestehenden Mangel zu beheben. Das einfach Scheinende zu organisieren. Zu einfach gedacht, zu idealistisch, zu plötzlich, zu... Menschen, Verhältnisse sind komplizierter. Der kleine Junge vor der Tür hat sein Rädchen zur Ruhe gelegt. Jetzt springt er vor der Tür von einem Bein auf's andere und klatscht dazu in die Hände. Vielleicht findet sich trotzdem eine Lösung?

Kontroverse

Eine Mutter von zwölf Kindern stellt sich vor, müde, ausgelaugt. Acht der Kinder leben noch, die anderen sind gestorben. Sie ist vierzig Jahre alt und zum dreizehnten Mal schwanger, hat aber seit drei Tagen Blutungen. Im Ultraschall ist kein Kind mehr zu sehen, nur noch Blutgerinnsel, Gewebereste. Wir planen die Ausschabung, damit die Blutungen aufhören. Sie fragt, ob sie sich hier sterilisieren lassen könne. Die Gynäkologin verneint. Nur im Rahmen eines Kaiserschnitts, da werde das elastisch gehandhabt. Wir seien ja ein katholisches Krankenhaus. Hier werde keine Empfängnisverhütung angeboten. Auch keine Kondome. Sie sei auch ganz froh darüber, die ganze Familienplanung verschlinge viel Beratungszeit. Sie lacht. Vorsichtige Anfrage meinerseits. Warum so streng – alles oder nichts? Warum keine individuellen Lösungen?

Wer seien wir denn, meint sie, Afrika die Empfängnisverhütung als Problemlösung anzubieten? Als weißer Mensch zu denken, dieser Kontinent könne nach unseren Vorstellungen funktionieren? Ob nun zwölf oder dreizehn Schwangerschaften – sei das wesentlich? – Einwand: Ist nicht aber ein rigoroses ‚Nein' zu diesem Thema auch eine Art von Bevormundung? Ist nicht die Beratung zur freien Wahl eine menschengemäßere Variante? Und, noch in einem stillen Nebensatz erwähnt: es gibt Möglichkeiten der Empfängnisverhütung, reichlich, vor den Toren des katholischen Krankenhauses, in vielen kleinen Gesundheitsstationen. Aber man muss sie bezahlen, und manche sind nicht ganz ungefährlich.

Blickkontakt

Auf dem Markt kleine Fische gekauft, einen Becher voller Winzlinge, silbrig, schlank, mit großen Augen. Aus verlässlichen, da einheimischen Quellen erfahren, wie die Zubereitung zu erfolgen hat: Köpfe und Schwänze abtrennen, braten und mit wildem Spinat anrichten. Das klingt gut. Ob auch meine Haushaltshilfe zu den gut unterrichteten Kreisen gehört? Ich lasse es drauf ankommen. In der Mittagspause bin ich gespannt auf mein Fischgericht. Zwei Töpfchen stehen neben dem Herd. Ich lüfte den ersten Deckel: Ah! Kassava. Gut nicht nur zum Mittagessen, sondern auch zu Abendbrot und Frühstück. Ich hebe den zweiten Deckel und fühle mich beobachtet: viele Augen schauen mich aus der Soße heraus an. Nachdem man aber hier auch die weißen Ameisen zu Klößchen mit Tomate und Zwiebel verarbeitet, was zwar ein wenig zwischen den Zähnen knirscht, aber gar nicht schlecht schmeckt, fällt es nun nicht wirklich in's Gewicht, ob man die Fischlein nun mit oder ohne Schwanz und Augen isst...

Fußballabend

Deutschland gegen Spanien. Die südeuropäischen Nachbarn haben alle erreichbaren Landsleute geladen, nun wird geschaut, diskutiert, gemeinsam kommentiert, gerufen, gebuht und dergleichen mehr. Die Kollegin nebenan, müde nach der Arbeit, legt ihr Haupt um 22 Uhr zum Schlafen nieder. Bereits gewohnt, dass nebenan mehr Lebendigkeit herrscht, stört es nur peripher, was an akustischen Wellen herüberrollt. Um 23.30 Uhr dann allerdings Stromausfall. Die knarzende Tür öffnet sich, und, verlässlicher Wecker zu jeder Nachtstunde, der Nachbar ruft in den stillen Garten hinaus nach dem Nachtwächter: „Michael! Den Generator an!" Gehorsam wirft dieser den Generator an, so dass die im Verschlag daneben nächtigenden Nannies ihrerseits aus den Betten geworfen werden von dem Dieselgetöse, das nun einsetzt, eine Abgaswolke zieht durch den Garten. Aber was soll man sagen, der Nachbar und seine Gäste müssen wissen, wie das Spiel ausgeht. Zum Glück ist das bald klar, so dass wieder Ruhe einkehren kann, nachdem die diversen Landrover mit europäischen Insassen abgefahren sind.

Umstände

Die Toilettenspülung funktioniert nicht. Das Licht in Küche und Wohnzimmer ist defekt. Die Innen-Eingangstür geht nicht immer von außen auf, man muss kräftig rütteln. Die Außen-Fliegengittertür schließt nicht mehr richtig, normalerweise hängt die Klinke nach unten. Der Toilettensitz ist aus den Halterungen gebrochen und rutscht dynamisch mal hierhin und mal dorthin. Ich befinde mich im noblen europäischen Ghetto, wo man königlich speist und gut ausgerüstet wohnt, ein Auto hat, auch mal nach Südafrika zum Fußball-Gucken fliegt, sich vier Kindermädchen, eine Köchin und einen Gärtner leistet und Filme auf Großleinwand guckt, allerdings in der einzigen Herberge, die für Kurzzeitgäste gedacht ist. Die deutsche Frau also benutzt seit zwei Wochen den Eimer zum Klospülen, liest im Schlafzimmer, weil nur da das Nichtnotlicht funktioniert und geht zu Fuß zum Einkaufen. Nachdem der Wassertank gestrichen wurde und das Wasser nicht mehr ungekocht trinkbar ist, meint die Nachbarin: da musst du halt Wasser kaufen. Pro Tag braucht man mindestens zwei Liter, macht zwei kg, für – sagen wir – fünf Tage wären das zehn kg Wasser, der Weg in den Ort, wo Literflaschen zu haben sind, dauert zu Fuß je eine halbe Stunde, die einzige freie Zeit zum Einkaufen ist die Mittagspause: macht eine Stunde lang zur heissesten Zeit des Tages zehn kg Wasser zu Fuß transportieren, man könnte natürlich auch ein Motorradtaxi besteigen und die zehn kg Wasser auf dem Schoss balancieren. Wenn ich wenigstens in der Nachbarschaft meiner afrikanischen Nachbarn all diese nicht funktionierenden Dinge hätte, da wäre ich unter denen, die verzichten gewohnt sind, auch kein Auto haben, auch zu Fuß gehen, sich ebenfalls beständig mit Eimern behelfen, aber hier... Nun ist man in Afrika und wohnt in gewisser Weise mitten in Europa. Schließlich naht Rettung, vermeintlich zumindest: das Kompetenzteam der Reparateure rückt an. Ich schöpfe Hoffnung. Zurück von der Arbeit allerdings bin ich dann doch überrascht. Sie haben nicht nur in den Räumen mit defektem Deckenlicht Energiesparlampen montiert, sondern auch mein hellstes, bestes und einziges Leselicht entfernt und dafür ein mageres Energiesparbirnchen installiert. Als Beigabe dazu gibt es einen neuen, zu weit nach hinten versetzt montierten Toilettensitz. Eigentlich müsste einem einigermassen praktisch denkenden Menschen einleuchten, dass Rundung auf Rundung gesetzt werden könnte, aber nicht so hier. Kreativität oder Ablenkung in Gedanken an das nächste Fußballmatch? Einerseits nett, der Versuch, die Dinge in bessere Form zu bringen, andererseits wenig erfreulich, dass es kein Leselicht mehr gibt...

Eine Donnerstagsbilanz

Was habe ich heute geschafft? Tagesbilanz? Wie immer am Morgen zur Arbeit marschiert, vorbei an unzähligen Schulmädels in blauweißen Uniformen, die entweder kichern, scheu gucken oder grüssen, wenn die Weiße vorbeigeht. In der Besprechung meine Ohren extrem gespitzt und trotzdem nicht alles verstanden, weil manche Kollegen so leise sprechen, dass neben dem Geschrei von der Kinderstation nebenan keiner etwas versteht. Aber wir sind in Afrika, da ist man gewohnt, Widrigkeiten gleichmütig hinzunehmen und schweigt dazu. Dann Maternity aufgesucht, meine Chefin kommt wie immer später, also warten. Ein Kaiserschnitt steht an, die Diensthabende sitzt an der rotkarierten Tischdecke und schreibt. Die Patientin ist schon auf dem Weg in den OP. Ob ich den Kaiserschnitt machen darf? Sie bejaht. Auch Mathew, der Student, eilt mit in den OP, vielleicht darf er assistieren? Er ist ein sehr Eifriger. Schnell soll es gehen mit dem Kaiserschnitt, weil die Herztöne des Babies schwächer werden. Ich bin auch gut in der Zeit, aber dann steht doch die Diensthabende rechts und operiert, hinterlässt mir nur die Bauchdeckenschichten zum Schließen und den OP-Bericht. Der Anästhesiepfleger hat äußerst schlechte Laune und will mir keine Nylon-Intrakutannaht zugestehen, ich soll mit der großen Nadel und Vicryl arbeiten, sagt er, außerdem ist er nicht damit einverstanden, dass der Uterus zum Nähen außen liegt und dergleichen mehr. Er macht sich einen Spaß daraus, mir Vorschriften zu machen, ich wahre meine gleichmütige Fassade und koche innerlich, was viel Kraft kostet. Der Schweiß tropft mir von der Stirn auf die Abdecktücher. Mathew steht zu seinem eigenen Leidwesen während der Hauptarbeit tatenlos daneben und sagt hinterher, er sei enttäuscht von der Weise, wie hier kommuniziert werde. Es müsse doch akzeptiert werden, was an Bildung und Wissen vorhanden sei. Auf Station zurück, da ist inzwischen auch die Gynäkologin eingetroffen. Vorbereitungen für eine Gebärmutterentfernung und Abszess-Spaltung bei einer Frau im 9. Monat ihrer Schwangerschaft. Im OP dann weiteres Schwitzen über der Hysterektomie – die Instrumente sind teilweise zu klein und halten die Nähte nicht, der Student weiß nicht, was er anreichen soll, die südeuropäische Kollegin wird, gestresst, bärbeißig. Am Nebentisch bereitet die Diensthabende die Abszess-Spaltung vor. Die 37-jährige, sechsfache Mutter hat seit vier Tagen eine starke Schwellung der linken Wange, ich tippe auf Parotisabszess vom Ultraschallbild her, die Diensthabende plädiert für Zahnabszess. Als die Hochschwangere auf dem Tisch liegt, ist die Atmung blockiert, die Intubation funktioniert nicht, schließlich hat sie einen Herzstillstand. Vom Nebentisch her, tief über die Bauchhöhle gebeugt, sehe ich Reanimationsansätze, schießlich versuchen sie, ein Tracheostoma anzulegen, aber es kommt auch mit Beatmung kein Herzschlag zustande, auch das Adrenalin greift nicht; inzwischen mache ich mit bei der Herzdruckmassage, während Student und Kollegin am Nebentisch die Uterusentfernung beenden, und endlich wird auch das Baby per Kaiserschnitt entbunden, aber auch dieses ist schon tot, wir versuchen, das Baby zu reanimieren, aber auch hier gibt es keine Herzaktion mehr. Am anderen Tisch wird die Bauchhöhle geschlossen. Ich löse die malariakranke Diensthabende bei der toten Patientin ab, nähe Bauch und Tracheostoma wieder zu, wasche das tote Baby und wickele es in ein frisches Tuch. Inzwischen ist es zwei Uhr. Die Gynkollegin will eine Pause bis halb vier, das ist mir sehr recht, so müde bin ich. Am Nachmittag Ultraschall und Untersuchungen, die eine und andere Verordnung. Um halb sechs sind wir fertig, alle Patienten sind versorgt. Die Kollegin verabschiedet sich zum Fußball-Gucken mit der Familie – die Luft brennt: die Heimatmannschaft spielt – und ich gehe ein Stück spazieren, um einen Blick auf die Berge in der Ferne zu werfen. Mir begegnen zwei Mädels vom Waisenhaus, die die vier kranken Kinder auf Station versorgen, und natürlich viele kichernde Kinder, die die weiße Frau anstarren. Eines gibt mir ernst die Hand und grüßt freundlich. Die Berge hüllen sich in Dunst. Das Feld mit den Süßkartoffeln, das ein fleißiger Mann mit der Hacke bestellt, steht saftig grün. Er kann sich auf eine reiche Ernte freuen. Wieder zuhause bin ich zu müde, um mir etwas zu essen zu kochen.Eine Portion Zitronensaft mit Zucker belebt wieder soweit, dass ich meine gestern gekochte Kassava mit Tomaten und Zwiebeln verlängere. Habe ich nun etwas Rechtes geschafft an diesem Tag? Etwas Gutes bewirkt? Meine Arbeit ordentlich gemacht? Meine freundliche Aussenwand gewahrt, bin nicht aus der Rolle gefallen? Habe ich versucht, jeden und jede freundlich und angemessen zu behandeln? Vielleicht, vielleicht... und vielleicht braucht es kein strahlendes Ergebnis. Vielleicht reicht auch schon der gute Wille und der ernstgemeinte Versuch?

In der Klinik-Bibliothek

„Ah, Doktor, sie wollen Spielsachen ausleihen? Wir haben da eine Fachfrau. Die kennt die vorhandenen Spielsachen und kann Sie darin unterrichten, wie man sie benutzt! Am besten, Sie kommen am Donnerstag wieder, dann ist sie da." Es handelt sich um Puzzles, Ringe zum Werfen und Bilderbücher. Als höflicher Mensch, der die afrikanischen Spielregeln kennt, sagt man nun nicht etwa, man käme sicher selbst zurecht oder wisse gar schon Bescheid, sondern bedankt sich überschwänglich für das freundliche Weiterbildungsangebot.

Unterwegs mit Linda June

Von der Ausbildung her Krankenschwester und Hebamme, ist Linda June seit vier Jahren Chefin der Ambulanz. Als Mutter von sechs Kindern und Ehefrau bringt sie es außerdem noch fertig, sich in der Betreuung der Außenstellen, der Health Centers im großen Einzugsgebiet des Krankenhauses zu engagieren. Heute will sie zwei Stationen besuchen und lädt mich dazu ein. Wir quetschen uns zu zweit auf den Beifahrersitz des Ambulanzwagens, die drei CO-Azubi's, die auch mal sehen sollen, wie die Medizin im Busch funktioniert, müssen hinten auf der Bank sitzen. Sicherheitsgurte gibt es keine, aber man kann bei den löchrigen Sandpisten sowieso nur maximal 30 km/h fahren. Erste Station ist ein Frauenprojekt, das Linda mir gern zeigen möchte. Abseits der Sandpiste zieht sich ein schmaler Pfad zu einem größeren Feld, auf dem Bäumchen gepflanzt worden sind: Mangos, Papayas, Zitronen und Orangen sollen hier einmal die Lebensgrundlagen der Frauen verbessern helfen. Aber noch sind die Setzlinge klein und müssen sich mit dem üppig wachsenden Unkraut, hungrigen Blattfressern und der Hitze auseinandersetzen. Die Frauen haben tapfer alle Grasbüschel gerodet, wie man sehen kann, aber es sprosst dank des jetzt glücklicherweise wieder fallenden Regens schon wieder allerorten frisches Grün. Wir wünschen den Bäumchen Durchsetzungskraft und klettern wieder in's Auto. Nächste Station ist Limbe, weit im Niemandsland gelegen, am Horizont die blaue Bergkette. Hier sind eine Krankenschwester und ein Helfer gerade tapfer am Abarbeiten von ca. 50 Patientenanliegen aller, aber hauptsächlich der jüngeren Altersgruppen. Vor der Station auf dem Boden, im Warteraum dicht gepackt auf den niedrigen Holzbänkchen warten still und diszipliniert die Patienten und schauen uns interessiert entgegen. Schwester Harriet hält hier den Betrieb aufrecht und erzählt uns ein wenig. Die Medikamente, die das Regierungskrankenhaus schickt, reichen hinten und vorne nicht. Gut, dass unser Hospital da einspringt, denn was kann man tun bei den vielen Malariakranken, wenn kein Chinin da ist (eigentlich die Therapie der dritten Wahl, aber noch mehr Engpässe gibt es bei der Versorgung mit der ersten Wahl, Coartem, das selbst in der Klinik nicht immer zu haben ist)? Linda schaut in die Bücher, hat hier und da Anmerkungen zu machen, sie ist eine strenge Kontrolleurin. „Das muss auch so sein," sagt sie, „wenn die Bücher nicht recht geführt werden, leidet das Projekt darunter!" Jedes einzelne Kind wird erfasst, das mit Untergewicht kommt, der Oberarm-Umfang, das Zielgewicht, die Daten der Folgebesuche. Warum kämen viele Kinder nicht regelmäßig? Da müsse besser Aufklärung betrieben werden. Linda ist nicht ganz zufrieden. Die Kollegin wird instruiert. Und da gibt es doch tatsächlich Patienten, die die Aufbaunahrung der Kinder auf dem Markt verkaufen oder gar in ihr eigenes Porridge rühren! Die Schwestern sind empört. Tja, aber meistens funktioniert das Konzept zur Vermeidung der Mangelernährung doch, und auf den Dokumentationsbögen ist zu lesen: ‚geheilt'. Abschied von Schwester Harriet, weiter geht's nach Pinda. Die Straße dorthin sollte repariert werden, und zu diesem Zweck hat ein Laster über eine Entfernung von ca. drei km alle zehn Meter einen Haufen Sand in der Mitte der Piste deponiert. Dies ist schon länger her, bislang hat sich keiner der Arbeit des

Schaufelns erbarmt, und so hat der Regen die Haufen verbreitert. An beiden Seiten, mit zwei Rädern im jeweiligen, teils matschigen Straßengraben, kann man noch (sehr mühsam) fahren. Matschbrocken fliegen, der Wagen neigt sich bedrohlich zur Grabenseite und ich überlege, ob es meine Rippen wohl aushalten werden, wenn die durchaus wohlgenährte Linda und der allerdings schlanke Fahrer beim Kippen des Wagens gemeinsam in meine Richtung purzeln, schon jetzt habe ich die Tür verriegelt, damit sie sich von dem Gegendruck nicht öffnet. Ein paar Fußgänger sind unterwegs, die unerschütterlich die hügelige Straße entlang wandern – eine Mutter mit Baby auf dem Rücken unter blauem Sonnenschirm, ein paar Schülerinnen in blauer Schuluniform. Wir nähern uns im Schritttempo einer Brücke, und hier liegt nun je ein dickes Betonrohr zu beiden Seiten des Sandhügels, und es ist kein Passieren möglich. Wir müssen umkehren. Auch das Wenden ist eine Kunst bei solchen Straßenverhältnissen, wir müssen alle aussteigen, während der Fahrer, ein wahrer Künstler seines Fachs, den Wagen zwischen Sandhügeln und Matschpfützen in die Gegenrichtung balanciert. Keiner beklagt sich. Nur Linda meint, was sich die Straßenarbeiter wohl gedacht hätten, wahrscheinlich hätten sie gar nicht gedacht. Und vielleicht läge dies am niedrigen Hb, bei der häufigen Malaria, da sei schonmal das Denken beeinträchtigt, füge ich hinzu, und wir lachen, man muss halt einen Umweg fahren, und es dauert einfach ein bisschen länger, bis wir schließlich in Pinda ankommen, wo schon die beiden dort tätigen Schwestern auf uns warten. Hier sind die Patienten des Tages bereits versorgt, aber auch hier ist Linda nicht mit den Büchern zufrieden und es gibt noch eine kleine Standpauke. Währenddessen schauen sich die Azubi's und ich um, das Labor hat ein wunderbares Mikroskop, das man aber wegen vorhandener Teststreifen für Malaria, Urin und HIV nur selten nutzt. Es gibt einen von World Vision gestifteten Regenwassertank und auch andere Hilfsorganisationen haben sich buchstäblich an Gegenständen verewigt, die sie gesponsert haben. Auf der Treppe zur Ambulanz ruhen sich die Männer aus, die die Räume gegen Moskitos gespritzt haben, Gifttanks, Helme und Schutzanzüge liegen fein säuberlich neben ihren Fahrrädern gestapelt. Es ist heiß, die Sonne brennt auf die Maispflanzung der Schwestern. Auch hier ein freundlicher Abschied, dann geht's zurück nachhause. Am Wegrand überall winkende Schüler auf dem Nachhauseweg, manche haben sich auf Termitenhügeln postiert und winken von oben. Ein Auto kommt schließlich äußerst selten vorbei, das ist schon etwas Besonderes und muss gebührend bewinkt werden. Auf der Hauptsandpiste sind viele ältere Damen unterwegs, die bei einer Gemeindesitzung waren, weiß Linda. Bald sind Wahlen, da gibt es jetzt schon die Werbeveranstaltungen, wo Seife verteilt wird. Linda schüttelt den Kopf : „...und dann wählen sie die Leute, die ihnen Seife bringen!" Während der gesamten Fahrt sind uns lediglich zwei andere Autos begegnet. Man geht zu Fuß. Wer ein wenig Wohlstand genießt, nutzt ein Fahrrad.

Der werdende Vater

Wilbur und Anna erwarten ihr 4. Baby. Damit haben sie die Kinderzahl erreicht, die der einheimische Mann als absolut unabdingbar ansieht – Begründung: eins für jeden der Ehepartner, eins für den Präsident und eins halt so. Und dann wird aufgestockt. Nun aber ist Anna in den Wehen und liegt schmerzgeplagt im Kreissaal. Die Hebamme zeigt dem kurzzeitig anwesenden Wilbur, wie er seiner Frau den Rücken massieren kann. Unterstützung vor Ort durch die Väter ist äußerst selten, aber wenn er schonmal da ist... Aber schon ist er wieder verschwunden. Er habe ein paar Dinge holen wollen, hat er die Hebamme wissen lassen. Vor dem Fernsehraum treffe ich ihn wieder. Er sei doch sicher auf dem Weg, um seiner Frau zur Seite zu stehen? Nein, jetzt müsse er erstmal das gerade beginnende Fußballspiel anschauen. Und seine Frau? Er werde für sie beten.

Besuch in Polani III

Susan, die engagierte Amerikanerin, selbst Mutter von drei eigenen und acht angenommenen Kindern, hat über's Wochenende den vierjährigen Ron mit nachhause genommen. Er hat ein bisschen Familie geniessen dürfen und ein wenig noblere Verhältnisse als im Waisenheim. Nun bringt sie ihn wieder zurück, er klettert aus dem Auto und taucht wieder in sein altes Leben ein. Susan bleibt noch ein paar Minuten da, spielt noch ein bisschen mit den Kindern und geht. Ron steht in der Mitte des Hofs und schaut ihr nach. Und beginnt zu weinen und zu schluchzen, und sieht und hört nichts mehr und ist nur noch ein aufgelöstes Tränenkind. Es dauert lange, bis er zu weinen aufhört, selbst in-den-Arm-nehmen hilft nicht, auch nicht ablenken oder etwas anderes erzählen. Man könnte denken, er erinnere sich an eine ähnliche Situation, wo jemand ihn zurückgelassen hat, aber fast alle Kinder sind als Babies in dieses Heim gekommen, in einem Alter, an das die Erinnerung vage ist...

Fußball II

Vielbeachtet auch im afrikanischen Busch: die Fußballweltmeisterschaft. Allerdings ausschließlich vom männlichen Teil der Bevölkerung. Da keiner ausser ein paar wenigen Auserwählten (der Chefarzt und die Europäer) einen Fernseher besitzt, versammelt man sich zum Schauen in der Fernsehscheune des Krankenhauses. Ganz oben unter der Decke eines langgestreckten, nur mit ein paar Bänken ausgestatteten, vorne offenen Raumes steht ein winziger Bildschirm, auf den aber gebannt alle Blicke gerichtet sind. Der Raum ist dunkel, und da auch die Menschen dunkel sind, sieht man beim Hineinkommen nur die dynamische Spielfeldbriefmarke oben hinten und ein paar helle Hemden auf den Bänken sitzen. Sonst keineswegs fußballbegeistert, interessiert mich hier dann aber doch, ob sich Ghana tapfer halten kann (immerhin der übrig gebliebene Hoffnungsträger ganz Afrikas und mit Spannung erwartet) und wie Deutschland sich schlägt (hier als „sehr starkes Team" angesehen und auch bewundert). Durchaus sensible Punkte: sitzt man zuhause unter seinesgleichen, kann man seine Kommentare nach Lust und Laune platzieren. Was aber, wenn Ghana gegen Deutschland spielt und man mitten in einem vor Spannung brodelnden Pulk von Ghanafans sitzt? Was, wenn man die südeuropäischen Nachbarn um sich hat, nachdem deren Mannschaft abreisen musste, Deutschland aber Argentinien 4:0 besiegt? Die afrikanischen Fußballfans, geschniegelt und gebügelt, in Duftwolken aus Rasierwasser gehüllt, genießen einen Fußballabend als wichtiges Ereignis. Man gönnt sich einen Softdrink, den die einzige Frau im Raum (außer mir) auf Bestellung per Winken und Zuruf öffnet und bringt. Bier gibt's keins, wir sind ja ein katholisches und somit alkoholfreies Krankenhaus. Auch hier die typische Rollenverteilung: Mann genießt, Frau arbeitet. Bei Ghanas erstem Tor donnernder Beifall, Aufspringen, Klatschen, Begeisterung, dass die Wände wackeln. Am nächsten Morgen allerdings lange Gesichter. Pontus, Fan erster Stunde, meint, Ghana habe nun Schande über Afrika gebracht. Aber gut gespielt haben sie doch, wird getröstet. Das Spiel Deutschlands gegen Argentinien wird ebenfalls mit großem Wohlwollen verfolgt und beklatscht. Der argentinische Trainer, sorgenvoll blickend, wird allerdings schnöde ausgelacht. So allein als Deutsche im fernen Afrika, dazu im Wohnbereich von Südeuropäern umgeben, ist es schon ein gutes Gefühl (muss ich doch zugeben), wenn das Team des Heimatlandes gewinnt und einem anerkennend dafür gratuliert wird. Bisher war mir der persönliche Bezug zu solchen Repräsentationen völlig fremd, hier aber merke ich: da ist was dran, wenn sich das Heimatland in der Welt mal positiv präsentiert. Nach Spielende strömt die Männerwelt wieder aus der Scheune und in alle Richtungen davon. Man ist gespannt, wie's weitergeht.

Visite (Stockschläge)

Die derzeitige Visite gleicht einem Großereignis: Über hundert Patienten werden von sechs Studenten (zukünftige Mediziner und Clinical Officers), und zwei Ärzten besichtigt. Die Schwestern sind allerdings gerade äußerst mager besetzt: nur zu zweit bleibt bei so vielen Patienten einiges liegen. Eine Patientin ist in der Nacht gebracht worden. Der Ehemann hat sie mit einem Stock geschlagen: Augen und Wangen sind geschwollen, die Ohren brennen, Bauch und Rücken schmerzen. Der Ehemann sitzt auf dem Bett, gemütlich mit dem Rücken an's Kopfteil gelehnt, die Füße hochgelegt. Die Ehefrau liegt. Man sammelt sich um ihr Bett. Der einheimische Kollege möchte ein bisschen lehren. Untersuchungstechniken. Am Rücken ein besonderer Schmerzpunkt, an dem die Haut knistert. Jetzt alle mal abtasten, noch nicht sagen, was es sei, erst, wenn alle acht dran waren. Die geschlagene Ehefrau legt sich gehorsam und ohne ein Wort auf den Bauch und achtmal wird der besondere Schmerzpunkt gedrückt. Dann wird der Ehemann befragt: was hat er zum Schlagen benutzt? Holz? Ungerührt gibt der Ehemann Auskunft, so wie man mitteilen würde, an welchem Tag die Müllabfuhr kommt. Es ist üblich, dass man seine Frau schlägt. Und vermutlich alle Männer in der Runde sind zutiefst davon überzeugt, dass sich die Ehefrau in irgendeiner Weise falsch verhalten hat, sonst hätte es ja keinen Grund zum Schlagen gegeben...

Pauls Mühle

Paul ist Kleinunternehmer: auch er hat in der Reihe der kleinen Lädchen einen 4qm Wellblechverschlag, windschief, mit wackeliger Tür, so niedrig, dass man sich zum Eintritt bücken muss, in dem eine Mühle steht. Hier kann man, wie das klapprige Holzschild vor der Tür ankündigt, Nussmus herstellen lassen. Dazu bringt man geröstete, geschälte Erdnüsse und zuweilen auch Sesam, lässt an der Hängewaage am Eingang wiegen (denn unter einem Kilogramm wird nicht bearbeitet) und überlässt dem Chef die Tüte mit den Nüssen. Diese werden in die Mühle gefüllt und dann unter ohrenbetäubenden Mahlgeräuschen so fein gemahlen, dass die Masse vom Löffel tropft. Es dauert eine ganze Weile, bis es so weit ist, immer wieder kratzt Paul die klebrige Masse von den Wänden der Mühle, während man es sich in einem der beiden Plastikstühle made in China gemütlich machen kann. Dort sitzend, ist man in Gesellschaft all der anderen, die vor ihren Verschlägen in gleichen Stühlen auf anderes warten: eine neue Frisur, Kundschaft, die Reis, Zucker, Seife oder Glukosekekse braucht, einen Lieferanten, der neue Ware auf dem Fahrrad oder dem Kopf bringt oder einfach darauf, dass die Zeit träge weiterfließt, man winkt einander zu, schickt seine Kinder zum Handgeben zu den Neuhinzugekommenen, telefoniert oder schaut den Menschen zu, die vorbeilaufen. Oben am Holzbalken, der das Wellblechdach vor dem Durchhängen bewahrt, Pauls Telefonnummer. Paul denkt sich, mal sehn, ob die Ausländerin weiß, wie die Paste aussehen muss. Noch ist die Masse klebrig und dick wie Vollkornmehl. Ob es so recht sei? Nein, die Weiße möchte das Mus so, wie man es üblicherwiese hier zum Kochen benutzt, nämlich nahezu flüssig. Eine weitere Kundin trifft ein und ist verstimmt, dass sie warten muss. Woher die Weiße die einheimische Küche kenne? Was sie mit dem Mus machen wolle? Wie habe sie die Nüsse vorbereitet? Die Kundin platziert sich im Plastikstuhl und schaut grimmig in die Ferne. 1kg Ware mahlen zu lassen, kostet umgerechnet ca. 17 Eurocent. Endlich ist mein Nussmus fertig, es wird aus dem Mühlengefäß in meine mitgebrachte Plastikdose made in China gegossen. Endlich kommt die nächste Kundin zum Zuge.

Ambulanzallerlei

Ein Lehrer stellt sich in der Notaufnahme vor. Es ist bereits eine halbe Stunde nach Dienstschluss und er ist der erste von den restlichen 13 Patienten, die auch noch darauf warten, gesehen zu werden. Vor zwei Wochen ist er entlassen worden nach einer Blinddarmoperation. Alles ist gut verheilt, die Narbe sauber, der Mann in gutem Zustand. Weswegen er denn heute komme? Er hätte gerne eine Krankschreibung für zwei Monate. Die Ärztin, leider nicht frei von Vorurteilen, denkt: aha, typisch afrikanischer Mann. Will sich einen sonnigen Lenz machen, auch wenn es ihm gut geht, während die Frauen üblicherweise, auch wenn sie krank oder hochschwanger sind, arbeiten müssen. Die Ärztin sagt, es tue ihr leid, sie könne wohl noch zwei Wochen Krankschreibung empfehlen, aber er habe ja einen Beruf, wo man die körperliche Belastung gering halten könne und nicht schwer heben müsse. Das sei richtig, erklärt der Lehrer, aber er müsse mit dem Fahrrad zur Arbeit fahren und das sei nun doch zu schwer. Die Ärztin meint sich in ihrem ersten Eindruck bestätigt und erklärt, dass Fahrradfahren die Bauchmuskeln nicht belaste. Nein, sie könne ihn nicht für zwei Monate krankschreiben. Andererseits, was weiß die Ärztin über die Familienverhältnisse des Mannes? Muss er noch ein Feld bestellen? Gibt es wichtige familiäre Angelegenheiten? Anderes, das so nicht ausgesprochen wird? Aber auch nach Auseinandersortieren von Vorurteilen und eventuellen, nicht erwähnten Gründen ist der Zeitraum nicht gerechtfertigt, so lange es nur um die gut überstandene Blinddarmoperation geht. Mit traurigem Gesichtsausdruck blickt der Lehrer vor sich hin. Sie ahnt, er wird so lange diskutieren wollen, bis er hat, was er will. Sie denkt an die Warteschlange draußen. Nein, wirklich, es sei nicht möglich. Der Lehrer geht, er ist deutlich verärgert.

Der nächste Patient ist ein magerer alter Mann, der in regelmäßigen Abständen geräuschvoll in der Tiefe seiner Lunge grollend hustet und blutiges Sputum in eine mitgebrachte Plastikdose spuckt. Sein Sohn erklärt, der Vater habe vor zwei Wochen einen Zahn gezogen bekommen, es blute noch. Die Ärztin öffnet das Fenster, um den Frischluftgehalt in dem winzigen Räumchen zu erhöhen (eine nicht zu vernachlässigende Prophylaxe bei Tuberkulose-Verdacht) und schaut mit der Leuchte in den Mund. Hier und da Blutspuren, ob nun vom gezogenen Zahn oder von der Wunde hinten im Rachen? Auch der Student schaut in den Mund, sich hierhin und dorthin beugend, um besser zu sehen. Der Patient hat ein reichhaltiges Sortiment an Röntgenbildern des Gesichtsschädels mitgebracht, aber keins von der Lunge. Tbc? Könnte schon sein, meint der Sohn. Der Patient wird umgehend in die Röntgenabteilung geschickt.

Nun stellt sich eine Frau mit Brusttumor vor, die Geschwulst hat die linke Brust beständig vergrößert, sodass diese jetzt als schwere Last bis zum Bauchnabel hängt. Erfreulicherweise ist der Tumor nicht mit der Brustwand verwachsen und keine Lymphknoten sind tastbar. Vielleicht ist er nicht bösartig? Wir planen die Operation.

Eine Mutter bringt ihre kleine Tochter. Das Mädel habe sich vor einer Woche ein Stück Papier ins Ohr geschoben. Man habe sich damals schon in der Notaufnahme vorgestellt, wo kein Papier gesehen wurde. Ohrentropfen und Schmerzmittel hätten nichts gebracht. Die Mutter sehe, wenn die Sonne scheint, immer noch ein Stück Papier im Ohr des Kindes. Das müsse ich nun rausholen. Um etwas herauszuholen, muss man erstmal hineinschauen, und dahin ist der Weg steinig. Der Ohrenspiegel flackert und funktioniert nur phasenweise, und der Aufsatz hat die Größe, die man für ein älteres Männerohr bräuchte. Zudem sieht das Mädel nicht ein, dass man ins Ohr schauen soll und schreit und windet sich bereits beim Anblick des Geräts wie ein Regenwurm aus dem Griff der Mutter. Ich gebe den beiden eine Pause, in der die Mutter dem Kind erklären soll, dass es nicht wehtut und schnell geht. Die beiden verlassen kurzzeitig das Konsultationsräumchen. In der Zwischenzeit kann ein funktionsfähiges Otoskop gesucht werden. Zwei Herren mit Leistenbruch, eine Dame mit vereiterter Zehe seit zwei Wochen, eine Schnittwunde am Bein und Hämorrhoiden, die keine sind (lediglich eine Analvenenthrombose), werden zwischenzeitlich angeschaut. Dann steht das Mädel mit dem angeblich papiergefüllten Ohr wieder auf der Matte. Die Mutter hat es nicht überzeugen können, aber einen starken Mann zum Festhalten mobilisiert. Während ich kurzfristig unter ohrenbetäubendem Gebrüll des Kindes ins Ohr schaue, halten drei Personen das zappelnde Mädchen fest. Papier ist allerdings keines zu sehen, nur ein bisschen Flüssigkeit. Als wieder leidlich Frieden eingekehrt und das Ergebnis mitgeteilt wird, ist die Mutter indigniert. Es sei Papier im Ohr. Das müsse raus. Dass ich kein Papier gesehen habe (sondern nur einen leicht gereizten Gehörgang), wird als mangelnde Untersuchungsfähigkeit abgebucht. Ohrentropfen für eine weitere Woche trösten auch nicht. Die Mutter bleibt auf ihrem Stuhl sitzen und bewegt sich keinen Millimeter in Richtung Tür, obwohl draußen noch fünf Patienten warten und es bereits auf vierzehn Uhr zugeht. Ob der Student nicht nochmal reingucken könnte? Immerhin ein Einheimischer und somit eher vertraut als die weiße Frau von weither. Das kann er gerne tun, sage ich, aber erst, wenn alle anderen Patienten versorgt seien. Der Student will hineinschauen. Vielleicht könne er noch Papierreste entdecken, meint er. In einer gut verborgenen Ecke meines Herzens raufe ich mir die Haare. Ja, freut sich die Mutter, der Student (4. Semester Medizin, hier Doktor genannt), solle hineinschauen. Beide schauen mich erwartungsvoll an. Vielleicht sei ja doch noch Papier im Ohr? Aus der Ferne sehe ich Kafka winken. Meine Diagnose und Therapie stünden fest, sage ich. Und ich würde gerne den nächsten Patient hereinbitten. Später könne man gerne noch nach Papier Ausschau halten. Grummelnd wird das Statement akzeptiert. Der Student sieht seine Chance auf später verschoben, aber nicht aufgehoben und ist damit zufrieden.

Spielsachen – Besuch in Polani IV

In der Bücherei des Krankenhauses gibt es nach wie vor Spielsachen zum Ausleihen. Nachdem Juliette, die ehemalige Bibliothekschefin, nun aber nach Europa zurück gekehrt ist, sind die freundlichen jungen Männer, die jetzt den Laden managen, etwas verunsichert. Meine Anfrage, ob ich für die Waisenkinder sonntags etwas leihen könne, wird erstmal vertagt. Man müsse das mit den Kollegen besprechen, man müsse eine Mail nach Europa schreiben, ob die ehemalige Chefin einverstanden sei, etc. etc. Bei der vierten Anfrage meinerseits innerhalb von zwei Wochen allerdings treffe ich auf einen kooperativen jungen Mann, der mir etwas ausleihen will. Ich entscheide mich für ein sehr robust aussehendes Ringe-Wurfspiel aus Plastik. Auf dem Weg nachhause mit der großen, bunten Schachtel verfolgen mich etliche begehrliche Kinderblicke. Im Waisenhaus angekommen, zunächst ernste Gesichter, zwei ältere Damen sind da. Ein Kind ist gestorben. Es war zu Besuch in seinem Dorf und dort hat man ihm die Milchzähne entfernt. Die Wunden haben sich entzündet, schließlich ist das Kind einer Blutvergiftung erlegen. Die Kleinen aber sind laut und quirlig wie immer. Der ausgepackte Stab und die Ringe werden sofort mit Beschlag belegt. Es erweist sich als Aufgabe höheren Schwierigkeitsgrades, das Spiel so zu spielen, wie es gedacht ist: aus einiger Entfernung Ringe zu werfen und dabei den Stab zu treffen. Die größeren Kinder balgen sich um die Ringe und halten die Entfernung nicht ein, man kommt, weil es so viele Kinder sind, viel zu selten dran; die kleinen tragen den Stab und die Ringe weg. Die Helferinnen schreien und sortieren, klopfen mit Stöckchen auf Hände, die sich nicht an Regeln halten. Schließlich schauen wir einfach zu, was geschieht. Der älteste Junge freut sich an dem Stab und benutzt ihn als Schwert, die Ringe werden gerollt, auf Köpfe gesetzt, als Sitzring benutzt, zum Im-Sand-kratzen verwendet, und schließlich auf das Dach geworfen, da muss nun der Vater von Serge ran, der immer sonntags zu Besuch kommt. Eine selbstgebastelte Leiter aus Brettern mit nur vier Stufen in weitem Abstand wird aus dem Schuppen geholt, alle schauen gebannt zu – wird die Leiter halten? Wird er herunterfallen? Zuweilen sieht es so aus und wir legen vorsorglich eine alte Matratze unter, aber er fällt nicht und der Ring kommt wohlbehalten wieder unten an. Ich atme auf. Die Herren der Bibliothek wären sicherlich verstimmt, wenn ich nur mit Resten ihres Leihgutes zurückkäme. So besteht noch Hoffnung auf einen weiteren Versuch.

Visite, schmerzhaft

Zehn Medizin- und CO-Studenten, ein einheimischer Arzt, zwei Orthopädietechniker, zwei COs und als einzige Frau eine deutsche Ärztin schlängeln sich durch die Bettenreihen. Bett 61: eine Zwölfjährige mit der Arbeitsdiagnose einer fieberhaften Gelenkentzündung ist in schlechtem Allgemeinzustand – Hb bei 5,3, hohes Fieber, Schmerzen in der linken Hüfte und im Unterbauch. Gestern hatte die Ärztin die Antibiotika nach einer Woche erfolgloser Therapie umgesetzt, die Schmerztherapie erweitert und die Patientin der Gynäkologin vorgestellt. Zusammen mit dieser wurde im Ultraschall ein Abszess im kleinen Becken entdeckt. Die Gynäkologin hatte dringend dazu geraten, zunächst weiter konservativ zu behandeln. Die Ärztin hatte dies in der Patientenakte notiert. Heute nun sammeln sich die CO's um's Bett der Patientin. Die Rangordnung: oben der Chirurg, dann die beiden dienstältesten CO's und die Ärztin. Die CO's besichtigen die Patientin. Schmerzen? Abszess. Abszess? Punktion! Eine Spritze wird geholt und in den Unterbauch gestochen. Die Patientin schreit vor Schmerzen. Es wird eine Spur Eiter aspiriert neben Blut. Eiter? Inzision und Drainage. Die Patientin wird auf die OP-Liste gesetzt.

Eine andere Patientin hat eine schwere Verletzung des Mittelfingers, die Knochen liegen bloß. Der Chirurg versucht, den Finger durchzubewegen. Die Patientin, eine gestandene ältere Frau, weint

vor Schmerzen und sitzt zitternd auf ihrer Matte. Völlig unbeeindruckt holt der Kollege noch den Orthopädietechniker an seine
Seite und demonstriert zum zweiten Mal, wie durchbewegt werden
soll. Dann darf dieser versuchen, ob er es kann. Genauso ergeht
es all den Kindern, bei denen die Verbände gewechselt, ungerührt
auf große Wundflächen trockene Kompressen aufgelegt und nach
Antrocknen ohne Befeuchten wieder abgenommen werden, Wunden mit Desinfektionsmittel abgerieben werden unter Schmer-
zensschreien und Tränen. Man macht seine Arbeit und nimmt
nicht zur Kenntnis, dass man vermeidbare Schmerzen zufügt. Man
fährt fort im Programm und sagt vielleicht noch: der Patient ist
extrem ängstlich, ja, Frauen, ja, dieses Kind ist sehr eigensinnig,
es will nicht verbunden werden. Vielleicht schlägt man das Kind
noch, um es zur Ruhe zu bringen. Woher diese Haltung? Tradition?
Schreckliche Erfahrungen in Kriegszeiten? Verbiegungen? Eigene
Schmerzen, die keiner gelindert oder wahrgenommen hat? Das
Tag für Tag zu sehen und zu hören, ist schwer auszuhalten. Man
kann Abstand nehmen, tief durchatmen, in einen anderen Raum
gehen, sich auf einen anderen Patienten konzentrieren, auf eine
nächste Visite hoffen, wenn die weiße Ärztin wieder sagen kann,
halt, nicht ohne Schmerzmittel, denn es darf den ‚big men' nicht
widersprochen werden, dem einheimischen Chirurg, den CO's. Die
Hierarchie ist fest gefügt. Wer lange da und männlich ist, gibt den
Ton an. Eine Ärztin, die erst ein paar Monate da und zudem weiß
ist, hat da nichts zu sagen. Passen Sie sich an! Fügen sie sich
in die örtlichen Gegebenheiten ein! Akzeptieren Sie die emotionalen Defizite, die Unsensibilität und Grobheit der Kollegen und
laut Vertrag untergebenen Mitarbeiter. Schweigen Sie zu groben
Fehlern. Sagen Sie nie ‚Ich habe das so gelernt', man will nicht
wissen, wie es bei Ihnen zuhause zugeht. Sagen sie nie ‚ich habe
das im Buch gelesen', Ihr Buch interessiert hier nicht. Auch ist es
hier nicht erhältlich. Die alten Bücher, die es hier gibt, haben das
Sagen. Dialog? Was ist das? Unmöglich, oder doch ausgesprochen
schwierig da, wo man sich nicht unter gleichen Voraussetzungen
begegnet, sondern der eine aus der üppigen, der andere aus der

ärmeren Welt kommt. Wer mit wenig zurechtkommen musste und muss und werden muss, hat es irgendwann satt, von den Kurzbesuchern zu hören, was man anders machen soll. Sie gehen wieder und man bleibt mit dem Bisschen zurück, das man hat.

Aber! – Ärztliche Anmerkungen
Als Grundsätze ärztlichen Handelns ließen sich aufzählen:
Heilen, wo möglich, und gleichzeitig wissen, es gibt Grenzen des Machbaren und ethisch Vertretbaren.
Das Leiden des Kranken erleichtern, auch da, wo Heilung nicht möglich ist.
Trösten – immer!
Diese Forderungen sind als international anzusehen und in jedem Kontext umsetzbar. Und eigentlich sind sie Recht des Kranken. Der Patient hat ein Recht darauf, die in seinem Kontext mögliche Behandlung auch zu erhalten und wo diese begrenzt ist, zumindest Linderung zu erfahren.
Schau den Balken in Deinem eigenen Auge an, bevor Du Dich über die Splitter anderer aufregst, könnte man anmerken, und wirklich ist es unerquicklich, hier nur die Mängel aufzuzählen, wo es auch so viel Gutes gibt. Man könnte daran erinnern, dass unsere Brüder und Schwestern auf diesem Kontinent, in diesem Land, an diesem Ort eben noch nicht so weit sind, und man ihren Stand der Entwicklung zu achten hat, dass man schweigen soll als diejenige, die von außen kommt. Dass die Menschen hier eben „anders ticken".
Aber: (!) ticken die Patienten wirklich so viel anders? Nur, weil sie tapferer sind, müssen sie deshalb mehr Schmerzen aushalten? Schlechter, weil zu spät oder falsch behandelt werden? Wenn ich täglich in mir diesen Zwiespalt spüre, so frage ich mich nach zwei, drei Monaten: kann es sein, dass ein bisschen mehr Schmerzen auch nicht den Patient umbringen, sondern von mehr Mut sprechen? Dass wir einfach verweichlicht sind mit unseren internationalen Leitlinien? Der dekadente Westen? Und denke zugleich: wäre ich selbst die Patientin, würde ich mehr Schmer-

zen ertragen wollen als nötig, wo doch die Mittel und Möglichkeiten vorhanden sind, aber nicht genutzt werden? Wollte ich einen Bauch voller Verwachsungen riskieren, nur weil der Kollege sich überlastet fühlt und deshalb mit dem Operieren noch warten will? Wollte ich schief zusammenheilende Knochenbrüche akzeptieren, nur, weil der orthopädische Techniker zu stolz ist, sich von der ärztlichen Kollegin sagen zu lassen, dass es in diesem Fall eine und welche Gipsschiene braucht und nicht ausreicht, den Arm an einer Schlaufe ans Bett zu hängen? Und ich weiß: ich würde die „schlechtere" Alternative nicht akzeptieren wollen, beträfe sie mich selbst. Und bin mir sicher, würden die Patienten gefragt, zwischen den genannten Optionen zu wählen, sie würden für sich und ihre Kinder genauso entscheiden. Wie schon erwähnt: Wie viele Beine hat ein Hund, wenn man den Schwanz Bein nennt? Immer noch vier. Ein Schwanz wird nicht zum Bein, nur, weil man ihn so nennt.

Verschiedene Farben von Eigensinn

Eigensinnig wird hier genannt, wer eine andere Meinung vertritt als die übliche. Das Wort hat zumeist einen deutlich negativen Klang. Beim Entlanggehen an der Straße auf dem Weg zum Markt lässt sich sehen, wer eigensinnig ist bzw. es sein darf. Es herrscht Linksverkehr und man geht auf der linken Seite. Das hat den Nachteil, dass man nicht sieht, welche Fahrzeuge sich nähern, da sie von hinten kommen. Deshalb gehe ich rechts. Die Straßen sind Sandpisten ohne Markierung oder Begrenzung, dafür aber mit Schlaglöchern. Dass ein Gefährt sich immer auf der vorgeschriebenen Seite hält, ist unwahrscheinlich, weil Schlaglöcher großzügig umfahren werden. Da sowieso kaum jemand ein Auto hat, gibt es vor allem Motorradtaxies, Lastwagen zum Transport und Fahrräder. Die in der Ambulanz vorstelligen Patienten nach

Verkehrsunfall sind zahlreich. „Von einem Vehikel umgestoßen" ist ein häufiger Aufnahmegrund.

Da man zu Fuß geht in diesem Land, muss man nicht lange warten, bis einem jemand zuruft, man solle auf die andere Seite wechseln, man gehe auf der falschen. Die freundliche Dame mit dem Maisschoten-Korb auf dem Kopf winkt mir besorgt zu. Aber auf der anderen Seite sei es doch gefährlicher, rufe ich zurück, von hinten könne man leicht von einem Fahrzeug umgestoßen werden. Aber man habe doch vor Gericht gar nichts in der Hand, mahnt sie, wenn man nicht den Gesetzen gemäß auf der linken Seite gehe. Vermutlich wird niemand genug Geld haben, eine Gerichtsverhandlung über die Schuldfrage zu finanzieren, denke ich, winke einen Dank hinüber und gehe weiter. Auch die runde Lady im schönen grünen Hühner-Stoff auf der anderen Seite ist besorgt. Komm rüber, Schwester! Du gehst auf der falschen Seite! Die Weiße bleibt eigensinnig und stellt fest, dass der junge Mann auf dem Motorradtaxi, der ihr entgegenbraust, auch der Ansicht zu sein scheint, Eigensinn müsste bestraft werden, denn er macht noch einen Extraschlenker in ihre Richtung. Auf dem Rückweg dann treffe ich auf eine Seelenverwandte. Eine Lehrerin geht auf der gleichen Seite wie ich. Oh, Schwester, auch du gehst auf der falschen Seite? Ja, es sei wahr, sagt sie, man könne so die Gefahr besser einschätzen. Auch sie ist offensichtlich eine Eigensinnige. Wir plaudern ein wenig. Sie erzählt mir von ihrer Tochter, einem klugen Mädchen, das in der Schule sehr gute Leistungen bringe. Ja, es sei eigensinnig. Und hier klingt es anders aus dem Mund der stolzen Mutter. Die Tochter habe einen eigenen Sinn, das sei gut. Sie werde sich entwickeln. Auch ich kenne solch ein eigensinniges kleines Mädchen: Mary aus dem Waisenheim. Sie kann noch nicht sprechen, schaut aber immer sehr interessiert, wie wir, wenn wir mit ihr sprechen, den Mund formen, welcher Laut dann herauskommt. Auch sie spitzt dann die Lippen oder versucht, den Klang nachzuahmen. Sie ist eine gute Beobachterin, Mary ist ein kluges Mädchen, sage ich zu einem der Mädels, die nach den Kindern schauen, ich wünsche ihr, dass sie eine gute Schule findet,

wenn sie einmal alt genug ist. Jaja, sagt das Mädel, Mary sei
eindeutig eigensinnig. Wie gut, denke ich, dass sie einen eigenen
Sinn hat...

John

Vierzig Jahre alt, gute Stellung im Krankenhaus, verheiratet mit
vier Frauen, neun Kinder. John trägt das Kinn aufrecht. Seine
vierte Frau, die, mit der er noch keine Kinder habe, sei weggelaufen. Warum, frage ich. Er habe keine Ahnung. Ob er sie nicht
vermisse, will ich wissen. Nein, nein, er habe sie schon fast vergessen. Kein Wunder, dass sie weggelaufen ist, denke ich, von
einem derart vergesslichen Mann. Er wolle in diesem Jahr für
einen leitenden Posten im Dorf kandidieren, räumt John ein, da
brauche er allerdings die Stimmen dieser vierten Frau und ihrer
Familie, er müsse doch überlegen, wie er sie zumindest von Ferne
umstimmen oder versöhnen könne, nur der Form halber, wegen
der Stimmen. Und überhaupt, vier Dinge seien wichtig: arbeiten,
essen, danach täglich Sex und ruhen. So lebe er. Er rückt die rote
Schirmmütze zurecht, ein Geschenk der Interplast-Chirurgen. So
können seine neun Kinder ihn schon von Ferne erkennen. Und
man verbinde seinen Namen mit einer angesehenen Organisation.
John grinst. Er weiß was er will.

Fortschritt

Das Chamäleon bewegt sich, wenn es nicht in Eile ist, im Wiege-
schritt voran – ein Füßchen wird ausgestreckt, aber noch nicht
auf den Boden gesetzt – erst noch ein Schwung zurück, noch
einer nach vorne, noch einer zurück und dann schließlich: ein
Schritt. Den Schwanz schneckengleich eingeringelt, das konzen-

trierte Auge in Bewegung. Wenn dann doch Eile geboten ist, geht's auch direkt: ein Füßchen vor das andere.

Lebendtransport (aus Haltbarkeitsgründen bei warmem Wetter)
Ein Schwein, in der Tasche auf dem Fahrrad-Gepäckträger transportiert, die Borsten vom Fahrtwind gekämmt, schaut interessiert in Fahrtrichtung. Ein Bündel Hühner, an den Füßen zusammengebunden, mit den Köpfen nach unten an der Außenseite der Autoladefläche befestigt, hält geduldig still.

Lebendtransport (nass)
Es regnet aus Kübeln, ein tropischer Guss, der die Wege in Flüsse verwandelt. Sechs ältere Damen zwischen 60 und 70 Jahren, in ihren schönsten Kleidern mit großen Schleifen zur Ordination eines Kirchenmannes geladen, warten auf ihr Transportmittel: einen Pickup-Truck. Sie werden auf der Ladefläche reisen müssen. Werden sie nicht erbärmlich nass werden, frage ich den Fahrer, einen lässigen jungen Mann. Ja, bestätigt dieser, deshalb hätten sie auch nach einer Plastikplane gefragt. Wird sich der junge Mann die Mühe machen, die Folie zu holen?

Ein runder Tag

Dienstag, OP-Tag. Der Kollege ist nicht da. Ich habe mir eine Liste von drei Patienten mit vier OPs zusamengestellt. Die erste Leiste, eine Dame, die, wie alle Frauen hier, ständig große Lasten trägt (Wasserkanister, Feuerholz, Kinder im Bauch, auf dem Rücken, auf dem Arm, etc. etc.) ist einfach, überschaubar und geht flott. Die zweite, zu der mir einer der Medizinstudenten assistieren will (auch, um ein bisschen nähen zu lernen), erweist sich bereits beim Hautschnitt als Rezidivleistenbruch. Es folgt ein langwieriges Gebastel, weil die Strukturen durch Narbenstränge miteinander verbacken und teilweise auch nicht mehr gut erhalten sind.

Aber auch das lässt sich zum Glück schaffen, der Student näht eine Runde mit zittrigen Händen, aber es wird eine schöne Naht. Dann kommt der Anästhesiepfleger vorbei – der dritte Patient sei nicht fit genug. Bei Nacht angekommen und deshalb heute noch nicht von mir gesehen, erweist sich der Nächste auf der Liste tatsächlich als nicht OP-fähig: ausgeprägte Schwäche, Rasseln im unteren Lungenbereich, Hb von 7. Wir verschieben. Kurz auf Station vorbei, die Schwerkranken anschauen und dann Bohnen und Kohl zum Mittagessen. Am Nachmittag noch ein Häuflein Ambulanzpatienten, die mir von den CO's übriggelassen wurden, dann viel Zeit für Gespräche, da die CO's zusammen mit den Studenten fleißig waren und alle Verbände und Wundversorgungen schon erledigt sind. So kann ich mir eine übersetzende Schwester suchen und dann mit dem Patient mit Darmtumor und seinem Bruder besprechen, ob er sich eine Überweisung leisten kann, ebenso die Patientin mit Enddarmkarzinom, die hier von Bruder und Mann versorgt wird. Der gestern abend um 8 Uhr noch zusammen mit der Diensthabenden operierte Dreijährige mit einem Loch im Darm muss angeschaut werden samt seiner Verordnungsliste. Dann ist noch Zeit, bei den „Internisten" vorbeizuschauen, um eine Patientin mit großer, TB-verdächtiger Lymphknotenschwellung in der Leiste vorzustellen, die Kollegen von dort haben auch eine volle Station zu managen, sind aber immer interessiert, was die anderen zu bieten haben. Gerade sind auch die Handwerker unterwegs, haben einen nicht mehr schließbaren Wasserhahn ausgetauscht und erneuern jetzt perfekt und schön mit Schablonen und schwarzer Lackfarbe die Bettnummern (welcher Name einen Einlauf braucht, lässt sich nicht so leicht merken wie Bett vier oder Bett neun, schwierig wird's allerdings, wenn sich zwei Patienten ein Bett teilen). Die Schwestern sind am Kompressenfalten. Die in Rollen gelieferte Gaze wird zurechtgeschnitten und zu meist individuell gestalteten Quadraten gefaltet, eine gemütliche Beschäftigung, die immer, von fast jedem und überall durchgeführt wird und einen gewissen Gemeinschaftseffekt hat. Ich falte ein bisschen mit und bin Teil der Plauderrunde.

Ein Tag wie dieser fühlt sich freundlich an, obwohl nicht so ganz sicher ist, wie der Kollege reagieren wird, wenn er in zwei Wochen wiederkommt und ich Patienten, die er noch kannte, verlegt habe. Es ist nicht immer ganz klar, wer was entscheiden soll oder darf. Ich bin zwar zur Zeit die einzige Ärztin auf Chirurgie, zusätzlich sind die CO's vom Kollegen als für die Station verantwortlich erklärt. Da sie jedoch Unterstützung bezüglich der Indikationsstellung zu Operationen brauchen und auch nicht operieren, bleibt noch genügend Arbeit für mich. Allein die Begründung, dass ein Patient mit Verdacht auf Magentumor zwei Wochen auf das Wiederkommen des Kollegen warten soll, bis dieser die Biopsie macht (auf deren Ergebnis dann auch wieder einen Monat lang gewartet werden muss), scheint mir nicht sinnvoll, muss aber respektiert werden. Wenn der Kollege dies so bestimmt hat, kann ich den Patient nicht verlegen (tue ich's doch, folgt der übliche Vorwurf, man würde die Gegebenheiten des Landes nicht respektieren, die örtlichen Kollegen nicht ernst nehmen, sich nicht anpassen und dergleichen mehr). Also beschränke ich mich mit Verlegungen auf die Patienten, die nach seinem Urlaubsantritt gekommen sind. Ob dieses Vorgehen patientenfreundlich ist, scheint mehr als fraglich.

Give me money

Rita nimmt mich zur Seite. Sie müsse mit mir reden. Ohne größere Einleitung zeigt sie mir zwei Papiere: Ihr Kleinster werde von der Schule wieder nachhause geschickt, wenn sie nicht das Schulgeld bezahle: umgerechnet ca. 15 Euro, und sie habe noch Rechnungen offen (ein Bankbeleg über ein Minus von ca. 130 Euro). Ob ich ihr nicht helfen könne? Rita ist alleinerziehend und hat fünf Kinder. Rita wirkt müde und ausgelaugt. Ich frage sie, ob wir irgendetwas tauschen können? Kann sie Haare schneiden? Ich bräuchte dringend einen Haarschnitt. Sie könnte es versuchen.

Hat aber keine Erfahrung mit den geraden Haaren von Weißen. Ich bitte sie, mich einmal einzuladen, damit ich ihre Kinder kennenlernen kann, erkläre ihr, dass ich auch nur den lokalen Lohn bekomme und deshalb nicht ihre gesamten Schulden bezahlen kann. Aber das Schulgeld für den Kleinen übernehme ich. Wenn es wahr ist, leuchtet es mir ein. Und 15 Euro sind für mich nicht so viel Geld. Ich bringe ihr das Geld im Umschlag in den OP, sie ist gerade nicht da, jemand nimmt es für sie entgegen. Ein paar Tage lang höre ich nichts von ihr. Nicht, dass es angekommen sei, nicht einen Dank. Dann frage ich nach. Ja, es sei angekommen. Sie sei dankbar dafür.

Sam bittet mich in ein Nebenräumchen. Er müsse mit mir reden. Er fange am nächsten Montag mit der Schule an, um die Registrierung als Krankenpfleger zu bekommen. Er zeigt mir die Liste mit Materialien, die er alle noch braucht. Ob ich ihm mit ein bisschen Geld aushelfen könne? (Dass ich Mühe mit solchen Anfragen hätte, sage ich. Dass ich es schätzen würde, wenigstens einen Tee miteinander zu trinken und sich dabei über derlei zu unterhalten. Wir gehen ein Stück spazieren. Sam erzählt mir ein bisschen, was ihn in der Schule erwartet, und über seine Familie. Ich steuere ein paar Euro bei).

John zieht mich zur Seite. Er habe ein Problem. Sein Jüngster (er hat neun Kinder mit vier Ehefrauen) sei aus dem Ernährungsprogramm ausgeschlossen worden. Ob ich ihm nicht helfen könne? (John ist ein Schlitzohr. So, wie ich ihn kenne, kann er seinen Lohn ganz gut verteilen, wie er es selbst für richtig hält). Ich könne ihm gerade nicht helfen, ich sei selber noch am Warten auf meinen Lohn vom Vormonat. Was der Wahrheit entspricht. Ob er mir glaubt?

Auf dem Weg zur Arbeit halten mich ein paar Schuljungs an. „give me money"! Da ist die Antwort einfach: meine Taschen sind leer. Und selbst, wenn etwas darin wäre, ist diese Aufforderung mir zu direkt.

Meine Haushaltshilfe kommt außerhalb der Arbeitszeit und setzt sich. Sie brauche einen Vorschuss von ca. 35 Euro auf ihren

Lohn, weil sie die Schulgelder ihrer Nichten zahlen müsse, seit ihre Schwester tot sei. Ja, der Krieg habe viele Opfer gefordert. Sie wolle dies dann in drei Monatsraten zurückzahlen. (Meine Lady macht einen gut situierten, nicht ärmlichen Eindruck, so, wie sie gekleidet ist und ihren eigenen Haushalt bestellt. Da sie das Geld zurückzahlen will, bin ich erstmal einverstanden). Aber der Vorschuss ist ihr nicht genug. Einen Monat später nimmt sie mich wieder zur Seite. Sie habe das Geld schon ausgegeben für die Schulgelder ihrer Kinder. Sie habe ja noch die zwei aus erster Ehe, die könne ihr Mann nicht leiden und würde für sie auch kein Schulgeld zahlen. Wer diese Kinder seien? Sie nennt zwei Namen, die sie anfangs auf ihrer Liste als Waisen genannt hatte. Ach so? Die Erkenntnis dieser Tatsache macht mich misstrauisch. Ob ich nicht nach Beendigung meines Einsatzes von zuhause aus noch Schulgeld überweisen könne? Pro Jahr seien schon umgerechnet ca. 450 Euro nötig. Ich antworte im hier üblichen freundlichen Hilfsbereitsein, das nichts verspricht und alles offen lässt. Ob ich viel mit ihrer Schwägerin zu tun hätte, fragt sie. Sie könne sie nicht leiden. Diese Person rede hintenherum. Es werde ihr nicht weiterhelfen, wenn sie selbst so über die Schwägerin rede, sage ich ihr. Aber sie lässt nicht locker. Sie und ihr Mann wollten mit dieser Person keinen Umgang pflegen. Ich staune. Immerhin hat die gescholtene Schwägerin, die leitende OP-Schwester, mich nie nach Geld gefragt.

Sarah bemüht sich sehr um mich. Sie erklärt mir, wie ich wohin komme und geht mit mir zum Markt. Sie fragt: „willst du meine Freundin sein?" Ihre Eltern haben mir schon gesagt, dass sie für drei Kinder Schulgeld bezahlen müssen und wollen mich zum Hühneressen einladen. Ich sage ihr vorsichtig, dass dies für mich nicht bedeute, ihr Schulgeld zu übernehmen. Ihr Interesse schwindet rapide. Das Hühneressen ist auf unbestimmt vertagt. Den Markt finde ich inzwischen alleine. Nachdem ihr Vater mir früher die Hand gab zur Begrüßung, nickt er heute, immerhin noch freundlich, von ferne.

Fiona wohnt mit sechs Kindern – zwei eigenen, vier angenommenen und bald noch einem Baby in einem Raum mit Gardine, der Schlaf- und Wohnbereich abtrennt. Alle Kinder schickt sie zur Schule. Nie hat sie mich um Geld gefragt. Ich unterstütze sie mit umgerechnet 12 Euro pro Monat, was für sie eine große Summe ist. Sie freut sich sehr darüber und dankt mir.

Mary hat mich nie nach Geld gefragt. Manchmal haben wir darüber gesprochen, dass so viele Menschen mich fragen, ob ich nicht ein bisschen helfen könne. Manche Afrikaner verstehen nicht, sagt sie, dass nicht jeder Weiße viel Geld hat. Mary ist umgezogen in ein neues Personalzimmer, die Wände sehen schlimm aus, viele Menschen haben hier gewohnt, Dinge an die Wände geklebt, ohne zu renovieren. Mary versucht, mit alten Kalenderblättern die Schäden zu überdecken. Ich frage sie, was ein neuer Anstrich kostet, vielleicht könne ich ihr mit der Hälfte helfen. Sie holt ein seriöses Angebot ein: ein neuer Anstrich für das gesamte Appartement kostet umgerechnet ca. 110 Euro. Für afrikanische Verhältnisse eine stolze Summe. Kann ich ihr trauen? Und das ist auch für mich viel Geld, da ich ja nur den ortsüblichen Lohn erhalte. Ich beschließe, ihr wenn ich gehe, das übrige Geld in der Landeswährung zu geben. Es reicht gerade für diesen Zweck, da ich kein Übergewicht auf das Gepäck zahlen muss.

So wird die weiße Cash-Kuh regelmäßig gemolken, könnte man denken. Es lohnt aber auch der Blick auf die Zusammenhänge vor Ort. In afrikanischen Familien, weitläufig und groß, wie sie sind, unterstützt jeder die anderen, wo es nötig ist. So lässt sich kaum etwas ansparen – die Familienzugehörigkeit ist kostbarer als die eigene Absicherung. Es gibt immer jemand im Kreise der Kinder, Nichten, Neffen ersten, zweiten, dritten Grades, innerhalb des Clans, der eine Ausbildung macht oder heiraten will oder ins Krankenhaus muss oder oder oder. Statt mich zu ärgern, dass ich dauernd angefragt werde, ob ich mit Geld helfen könnte, ließe sich auch denken, ich bin ein Teil der Familie. Deshalb werde auch ich gefragt. Trotzdem versuche ich, zu differenzieren. Manche fragen wirklich aufgrund eines schrägen Bildes von der weißen Frau, die aus dem reichen Teil der Welt kommt und weil man gewohnt ist, die Hand aufzuhalten und die vielfältigen Gaben und Hilfen anzunehmen. Und gleichzeitig stimmt es: ich habe viel mehr Spielraum mit meinen Finanzen, als die meisten meiner Mitarbeiter und afrikanischen Nachbarn. Sinn macht auch die Frage nach der Tauschmöglichkeit. Kannst du mir dafür dies oder jenes helfen? Frauen sind zudem diejenigen, die ich lieber unterstütze als Männer, weil auf den Frauen die Hauptlast an Feldarbeit, Kindererziehung und Familienmanagement liegt. Und die Unterstützung der Frauen ist indirekt auch eine Unterstützung der Kinder, die dann zur Schule gehen können, so ist eine Investition in die Frauen immer auch eine Investition in die Bildung der zukünftigen Generation, dem besten Gegenmittel gegen Ignoranz, Einseitigkeit und Nichtinformiertsein.

Hühner

Das schwarze Huhn kauert mit eingezogenem Kopf auf der Erde und rührt sich nicht, als die beiden anderen braunen Hühner nach ihm picken und nach dem Kopf des schwarzen hacken. Ob das Huhn krank sei, frage ich Patty. Nein, ihm seien die Füße zusammengebunden. Schonmal vorsorglich, zum Transport morgen.

Abendspaziergang I

Der Himmel ist bedeckt, die Grillen schnarren. In der Ferne donnert es. Ein Graspfad führt zur Mädchenschule. Hier sind die Mädels in den grünen Kleidern mit gelber Schleife im Schuljahr zuhause. Jetzt aber sitzen sie in der Kirche zum Abendgebet und es ist wie ausgestorben auf dem Gelände. Wie an vielen Schulen des Landes stehen auch hier überall an den Wegen zwischen den

Gebäuden Merktäfelchen mit Sprüchen: AIDS tötet; sei dir deiner Würde bewusst; wenn du ein Mädchen ausbildest, nützt es der Nation; sei fleißig, hör auf die Glocke, wasch dich regelmäßig. Die Gebäude selbst sind alt und wirken heruntergekommen. An der Wasserpumpe ist die Tür offen nach draußen auf's Feld. Die Bergkette im Osten liegt hinter dunkelblauen Wolkentürmen verborgen. Üppig sprosst das Grün, Gras steht meterhoch und verbirgt die Lehmhütten, sodass nur die Grasdächer herausschauen. Eine fleißige ältere Dame hackt ihr Feld. Ich solle auch ein wenig hacken, lädt sie mich ein. Ob ich das könne? Ich erzähle ihr von der Sense zum Rasenkürzen zuhause. Was sie denn pflanze? Sie habe Setzlinge für grüne Paprikaschoten gekauft. Ich wünsche gutes Gedeihen für die Pflanzung.

Von einer Lehmhütte her winkt ein Mann und grüßt. Drei kleine Kinder kommen gelaufen, aber nur das Älteste, ein vielleicht Vierjähriges, will der weißen Frau die Hand schütteln, die beiden anderen winken von Ferne. Der Donner rollt näher. Die Süßkartoffeln stehen gut im Saft, fein säuberlich ist Reihe um Reihe gezogen und angehäufelt. Hinter dem Zaun der Hospital-Personalhäuser schaukelt die Wäsche, dicht gepackt, auf einer Leine.

Der einheimische Kollege ist aus dem Urlaub zurück. Ein Kohleöfchen dampft vor seiner Küche und wartet auf das zu kochende Abendessen.

Die zwei wohlgenährten Krankenschwestern der Kinderstation waren im Ort zum Einkaufen und sind gerade von ihrem Motorradtaxi geklettert. Aus schwarzen Plastiktüten lugen Kassavawurzeln und wilder Spinat.

Die Stände vor dem Krankenhaus sind wie immer gut frequentiert, auch die Frauen, die ihr Gemüse zum Verkauf auf dem Boden daneben ausgebreitet haben, haben bald alle Tomaten und Zwiebeln verkauft.

Erste Tropfen fallen. Aus der Kirche ertönen Trommeln und Gesang. Der Riegel am hohen Tor klemmt wie immer. Die Hühner gehen im Garten spazieren. Nach einem Intermezzo mit dem

Hund am gestrigen Morgen präsentiert sich der Hahn etwas zerrupft aber unvermindert stolz. Meine Moringabäumchen gehen mir mittlerweile bis zur Hüfte. Die Sonnenblume in ihrer Mitte überragt sie um einiges. Es regnet.

Die Kooperative der Schneiderinnen

Gerade an der Ecke vor der Sand- und Grünfläche, wo Hühner und Ziegen spazieren gehen, wo auch gerne der ‚Biomüll', sprich Bananenschalen, Maisblätter und auch nicht Biologisches wie Plastiktüten und Papierabfall deponiert wird, hat die Ladies' Tayloring Cooperative ihr Lädchen in einer Reihe von anderen kleinen Unternehmen. Winzig, wie alle Läden hier, gibt es innen Platz für gerade zwei Nähmaschinen, die anderen drei stehen zum Arbeiten auf der „Terrasse", sprich, dem schmalen Streifen vor dem Innenraum. Hier sitzen die fünf Damen der Kooperative und nähen nach Auftrag, was die Kundinnen wünschen. Ein Kleid zu nähen mit allem drum und dran, Reissverschluss, aufwändige Ärmel, alles nach exakt genommenem Maß und bis ins Detail von der Kundin gestaltbar, kostet gerade mal umgerechnet 4 Euro. In einem anderen, von einem Herrn betriebenen Lädchen habe ich einen türkisfarbenen Giraffenstoff gefunden, da ich aber gerne die Damen unterstützen möchte, habe ich den Stoff zu ihnen gebracht. Heute nun ist das gute Stück abholbereit. Eine Woche, hatte die Chefin versprochen, länger brauche sie nicht für das Nähkunststück.

Ich betrete den kleinen, dunklen Raum. Die Damen halten immer noch ein, zwei Stühle und eine Holzbank für die Kundinnen bereit, es ist ja nicht so, dass man in's Geschäft eilt, nach Erhalt der Ware bezahlt und wieder hinausrennt. Hier setzt man sich erstmal und erzählt ein bisschen. Wie geht es? Wie läuft das Geschäft? Wie ist die Lage im Krankenhaus? Die Chefin ist eifrig am Nähen, die Reißverschlüsse müssen noch eingesteppt werden. Gerade ist eine Freundin zu Besuch, Anne ist Lehrerin. Beatrice, eine der Schneiderinnen, stellt sie mir vor, ein bisschen Familiengeschichte wird ausgetauscht, auch meinerseits, und dann werde ich noch zum Essen eingeladen – der 11-jährige Sohn von Beatrice hat zwei Töpfchen mit Maisbrei und Bohnen gebracht, selbst gekocht, erzählt die Mutter stolz, es wird gebetet und dann gegessen, und wirklich hat der Maisbrei genau die richtige Konsistenz, sodass man kein Besteck braucht, sondern ihn zum Schälchen für die Bohnen formen kann. Giselle, an der Nähmaschine nebenan und gerade nicht hungrig, fabriziert aus den Stoffresten Patchworktaschen, eine schöner als die andere, die schon in bunter Reihe von der Decke hängen. Wir sitzen dicht gedrängt und erzählen, die Töpfchen mit dem Essen ruhen auf Beatrices Nähmaschine und auf Anne's Schoss. Wie es in der Schule zugeht, woher Beatrice den deutschen Pater kennt, wie das Wetter gerade in Deutschland ist, wie mein Mann das Alleinsein findet, dass zwei der Damen allein erziehend sind und warum, und wie das Leben so ist. Dann sitzt da noch ein Freund der Familie, der Kleidersäcke gebracht hat. Bei einer Firma in der Hauptstadt kann man Kleider in 10- oder 20-Kiloportionen kaufen, um sie dann selbst weiter unter das Volk zu bringen. Altkleider von der anderen Seite des Meeres, denke ich, verknittert, ein bisschen abgetragen, ein buntes Sammelsurium. So sieht es also aus, am anderen Ende der Kette, wenn die abgelegten Kleidungsstücke aus unseren Sammelcontainern zuhause auf die Reise gehen und dann hier weiter verkauft, statt, wie mancher denken mag, verschenkt zu werden... Vor dem Lädchen türmt sich nun die Ware und es herrscht eifriger Betrieb im Wühlen und Anprobieren.

Nun ist der Giraffen-Zweiteiler fertig, die Chefin bringt das gute Stück hinein, das gleich bewundert wird. Jetzt ist Anprobe angesagt. Da es nur dieses eine Räumchen bei offener Eingangstür gibt, wird ein großes Stück Stoff geholt, das Beatrice und Anne hochhalten, damit ich mich dahinter, vor neugierigen Blicken geschützt, umziehen kann. Schön hat es die Chefin genäht, die Giraffen so verteilt, dass sie gut sichtbar sind, und die Damen sind voll des Lobes, ich muss mich drehen und sie haben ihren

Spaß. Ein Spiegelbruchstück, von Schlieren durchzogen, wird geholt und von Beatrice in der richtigen Höhe gehalten, damit auch ich mich sehen kann. Doch, alle sind zufrieden. Es wird bezahlt, man verabschiedet sich und kommt gerne wieder.

Abschied von Polani

Zum letzten Mal gehe ich zu den Kindern. Bald ist meine Zeit im Projekt beendet. Die Kinder begrüßen mich herzlich. Vier der Betreuerinnen sind heute da. Aber sie sitzen, mit anderen kleinen Arbeiten beschäftigt, in einer Ecke, sie spielen nicht mit den Kindern. Einige rollen Papierperlen, die ein Entwicklungshilfeprojekt bei ihnen in Auftrag gegeben hat. Ich habe eine große Handvoll Luftballons mitgebracht, die eine Freundin aus Deutschland geschickt hat. Ein Fest der leichten, bunten Kugeln beginnt, schon das Aufblasen gehört zum Feiern dazu, denn man kann allerlei Geräusche mit der wieder entweichenden Luft produzieren. Die Größeren helfen den Kleinen, und schon ist ein buntes, bewegtes Bild entstanden, hin und wieder untermalt von dem Knall eines platzenden Ballons. Gelb und Rot und Grün schweben vor dem tiefblauen Himmel, die Sonne bringt Rosa und Hellblau zum Leuchten. Aber die bunten Kugeln werden beständig weniger, das dynamische Bild nähert sich wieder seinem anfänglichen Farbwert in vielerlei Brauntönen. „Wo sind eigentlich die Spielsachen, die die europäische Kollegin nach Ausmisten der eigenen Kinderzimmer gebracht hat?" frage ich die Perlenrollerinnen. Im Büro, sagen sie mir. „Sollten die Spielsachen nicht dort sein, wo die Kinder sind?" frage ich. Oh, im Büro habe die Managerin, eine voluminöse, ältere Dame im goldbestickten Kleid, die früher einmal Lehrerin war, das Sagen, wird mir erklärt. Man dürfe, wie es hieß, nur mit ihrer Erlaubnis Spielsachen entnehmen. Heute allerdings ist sie nicht vor Ort. Na, aber die Spielsachen seien doch speziell für die Kinder gebracht worden? frage ich und staune wieder einmal. Tja, da gebe es strenge Richtlinien, man müsse auch schriftlich festhalten, was man herausnehme. „Das kann doch nicht wahr sein," sage ich, „warum sollen die Kinder nicht spielen dürfen, wenn sie Zeit dazu haben?". Drei Minuten Schweigen. Dann grinst die neben mir sitzende Betreuerin und sagt: „Wir haben den Schlüssel, gehen wir Spielsachen holen?" Na, also! Wir holen den großen Korb mit einer Fülle von interessanten Dingen und stellen ihn in die Mitte der Kinder. Nachdem die Ballons nun fast alle schon geplatzt sind vom Drücken, Werfen und Hineinbeißen, gibt es nun reichlich Nachschub für ihr Interesse: ein Flugzeug mit nur einer Tragfläche wird mithilfe einer kleinen Hand über den Hof geflogen, diverse Autos werden geschoben, geparkt, als Transportmittel für andere Spielsachen, Steinchen und Sand benutzt. Ein kleiner gelber Bus wird mit kleinen Männchen gefüllt, die scheinbar aus Überraschungseiern stammen, ein grünes Rasenpuzzle wird zusammengesteckt – sieh da, nun haben auch die Betreuerinnen Lust bekommen, mitzuspielen – und mit dynamischen Plastikblumen versehen endlich können auch die ganz Kleinen an etwas drehen, etwas in Bewegung setzen. Selbst das Zweijährige, das auch in der Hochzeit der Ballons lethargisch an der Wand sitzen blieb und sich nicht zum Mitspiel locken ließ, hat nun ein kleines, gelbes Plastikpferd in der großen grünen Sandale sitzen und begrüsst es vorsichtig mit einem Fingerchen. Caren, die sonst so lange braucht, bis sich ein Lächeln in ihr Gesicht zaubert, zeigt mir begeistert ein Polizeiauto, das sie ergattert hat und will, dass ich auch mal mein Ohr daran halte – auf Knopfdruck ertönt aus den letzten Kräften der Batterie noch ein leises Tatü-Tata. Und Edward, der so oft nur dasitzt und melancholisch in die Ferne schaut, hat Spaß daran, Kleinteile in den großen Korb zurück zu werfen und an einem Turm mit vielen Rädchen zu drehen. Ich komme nun lange nicht mehr, sage ich den Betreuerinnen, sie sollten den Kindern immer wieder einmal sagen, ich trage die Erinnerung an sie in meinem Herzen und denke an sie, auch, wenn ich nicht da bin. Ich hoffe, sie vergessen es nicht.

Am Abend

Die Sonne steht blass hinter Schleierwolken. Der Sandweg zur Cedric's Mission ist heute eine Aneinanderreihung von großzügigen Pfützen mit kleinen Sandbrücken dazwischen. Ich reihe mich in die Gemeinschaft der Pfützenumrunder ein. Schulkinder sind auf dem Nachhauseweg, Mütter haben eingekauft und sind nun mit Baby auf dem Rücken und Eingekauftem auf dem Kopf unterwegs. Begleiter von Patienten sind auf dem Weg ins Krankenhaus, man erkennt sie an der Waschschüssel auf dem Kopf, in der alle anderen Zutaten platziert sind und an der Strohmatte: ihrem Bett für die Nacht. Von der Cedric's Mission, einer spärlichen Ansammlung von kleinen Häuschen und ein paar Ständen, wo Frauen auf klapprigen Holzgestellen ihre Häuflein von selbst angebautem Gemüse verkaufen, führt der Weg zur Haupt-Sandpiste. Männer hocken träge vor den Häuschen, trinken etwas und unterhalten sich. Vor einem der Häuschen thront Mutter Theresa, ja, so heiße sie, ein berühmter Name, eine tolle Frau, jawohl, sie sei stolz auf ihren Namen, der gebe ihr Kraft.

„Ah, meine Freundin, ich habe deinen Namen vergessen...?" Sie winkt mich zu sich. Zwar habe ich Mutter Theresa noch nie vorher gesehen, aber da ich gerade Zeit habe für Neuentdeckungen, setze ich mich ein wenig zu ihr und ihrem alten Bruder. Theresa ist eine vielleicht fünfzigjährige, wohlgenährte Frau mit rauchiger, lauter Stimme, sie trägt Rosa und wartet auf Kunden, die ihr Mini-Gesundheitszentrum besuchen könnten, aber leider sind weit und breit keine zu sehen. Mein Krankenhaus kennt sie gut, sie hat zehn Jahre als Hebamme dort gearbeitet und dann den Sprung in die Selbstständigkeit gewagt. Aber leider, das Geschäft geht schlecht, und die Schulgebühren für die Kinder...

Was sie anbiete in ihrem Gesuchtheitszentrum? Empfängnisverhütung (die Ergänzung zu dem Angebot im katholischen Krankenhaus), die Dreimonatsspritze für umgerechnet 30 Cent, diese und jene Medizin und natürlich Beratung, aber die sei kostenlos, so eine Art Werbung für's Haus. Drei kleine Mädchen kommen zum Begrüßen und Händeschütteln. Wo ich arbeiten würde? Ah, Chirurgie, auch da kennt sie meine Vorgänger. Und unversehens taucht schon eine Patientin auf, ihre Tochter kniet neben meinem Stuhl, hat arge Bauchschmerzen, aber schon seit Jahren, ja, Ultraschall gab es auch schon den einen und anderen, aber nie sei etwas dabei herausgekommen. Die Tochter sieht müde aus, ja, sie gehe vielleicht doch nachher noch ins Krankenhaus. Theresa selbst wird heute noch ins staatliche Krankenhaus starten und Nachtdienst machen, das ist als Nebenverdienst dringend nötig.

Ein entfernter Neffe kommt vorbei, scheinbar hat er schon tief in diverse Bierflaschen geschaut, begrüßt uns aber auch freundlich und verspricht ebenfalls, im Krankenhaus vorbeizuschauen. Er deutet auf einen Lastwagen, der vor dem Nachbarhaus parkt. Ob das mein Auto sei? Nein, ich sei gerne zu Fuß unterwegs, erkläre ich und alle nicken anerkennend. Auch hier geht man zu Fuß. Nach vielen gesundheitsfördernden Wünschen verabschiede ich mich von der gemütlichen Runde. Die blasse Sonne steht tief, die Sandpiste leuchtet rot.

German Doctors – Die Fakten

German Doctors, ehemals ‚Ärzte für die Dritte Welt', wurde als international tätige Nichtregierungsorganisation und gemeinnütziger Verein 1983 gegründet und bietet in Entwicklungsländern basismedizinische Hilfe. Aktuell zehn Langzeitprojekte mit kontinuierlichen Strukturen (auf den Philippinen, in Indien, Bangladesch, Kenia, Nicaragua und Sierra Leone) werden durch Ärzte aus dem deutschsprachigen Raum in üblicherweise sechswöchigen Kurzzeiteinsätzen betreut und täglich ca. 3.000 Menschen, die sich ansonsten keine ärztliche Versorgung leisten können, behandelt. In den vergangenen 30 Jahren wurden von über 2800 Ärztinnen und Ärzten in mehr als 6.000 Einsätzen über 12 Millionen Behandlungen durchgeführt, das sind inzwischen jährlich ca. 360 Einsätze. Voraussetzung für einen Einsatz sind mindestens zwei Jahre Berufserfahrung. Die Arbeit, die in Solidarität mit den Menschen vor Ort unter einfachen Bedingungen geleistet wird, ist unentgeltlich, es werden weder Spesen noch Aufwandsentschädigungen gezahlt, die Hälfte der Flugkosten wird übernommen. Zum Teil im Rahmen der deutschen Entwicklungshilfe werden zusätzlich über 100 Partnerprojekte im Bereich von Erziehung, Ernährung und Ausbildung unterstützt. Medikamente werden, wenn möglich, zur Unterstützung der Volkswirtschaft im Projektland vor Ort besorgt. Das Ziel der Arbeit ist langfristig die Übergabe in die Hände der gut ausgebildeten einheimischen Kollegen und Mitarbeiter. Im Rahmen der UN-Millenniumentwicklungsziele wird so ein Beitrag geleistet unter anderem zur Reduzierung der Kindersterblichkeit, Verbesserung der Gesundheit von Müttern, Bekämpfung von HIV/AIDS, Malaria und anderen übertragbaren Krankheiten.

Das Serabu Community Hospital ist die einzige medizinische Einrichtung und Anlaufstelle für ca. 50.000 Menschen des ländlichen Bezirks Bumpe Gao. In dem westafrikanischen Staat, der zu den ärmsten Ländern der Welt zählt, ist das Krankenhaus nach seiner Zerstörung im Bürgerkrieg (1991 bis 2002) seit 2006 wieder im Aufbau und seit 2010 unter der Obhut der German Doctors. Nach Auslauf der bisherigen Förderung des Krankenhauses durch die EU hat der gemeinnützige und mildtätige Verein die Kosten für den laufenden Betrieb übernommen. Auch dieses Projekt konzentriert sich auf die Versorgung der Patienten und die Ausbildung der einheimischen Mitarbeiter. Die Kosten dafür belaufen sich zurzeit auf 43.000 Euro pro Monat. Ständig sind vier deutsche Ärzte (der Fachrichtungen Gynäkologie, Chirurgie, Pädiatrie und Allgemeinmedizin oder Anästhesie)[1], vor Ort, die Anstellung von 75 einheimischen Mitarbeitern wird finanziert. Die Ausgaben allein für Medikamente betragen monatlich ca. 10.000 Euro. Die Arbeit wird zum größten Teil durch Spenden finanziert, zu kleineren Anteilen aus Bußgeldern, Bundesmitteln und anderen. Die Verwaltungskosten werden möglichst gering gehalten. Die Organisation German Doctors ist Träger des DZI Spendensiegels.

www.german-doctors.de, http://blog.german-doctors.de
Spendenkonto: Nr. 488 8880, BLZ 520 604 10
IBAN: DE 12 5206 0410 0004 8888 80 54, BIC: GENODEF1EK1

---

[1] Stand vor Ausbruch der Ebolaepidemie

CapaCare - Die Fakten

CapaCare, 2008 in Norwegen als humanitäre Organisation mit dem Namen „Friends of Masanga" gegründet, hatte zunächst zum Ziel, das Masanga Hospital im Tonkolili Distrikt in Sierra Leone wieder aufzubauen. 2011 wurde der Name in CapaCare geändert. Ziel der Organisation ist es, im Sinne eines „capacity building" Ärzte und Hilfsärzte (Community health officer, CHO) für die Arbeit in Gebieten zu schulen, wo Gesundheitspersonal knapp und die Möglichkeit der Weiterbildung gering ist. In Zusammenarbeit mit dem Gesundheitsministerium in Sierra Leone wurde ein Postgraduales Training entwickelt. In 2008 gab es in ganz Sierra Leone lediglich zehn Chirurgen gegenüber einer Bevölkerung von 5,7 Millionen Menschen. Insbesondere die chirurgische Ausbildung des vorhandenen Gesundheitspersonals ist ein Anliegen, da schätzungsweise ein Viertel der Bevölkerung unter Krankheiten leidet, die durch chirurgische Eingriffe gebessert werden könnten. Am Ende ihrer Ausbildung sollen die Studenten in der Lage sein, die häufigsten chirurgischen und gynäkologischen Notfälle behandeln zu können, die andernfalls zum Tod führen würden. Das Curriculum folgt darin den Leitlinien der WHO. Das Training beinhaltet eine sechs- bis neunmonatige Ausbildung im Masanga Hospital, danach folgen Praktika in den neun Krankenhäusern des Landes, in denen Chirurgen und Gynäkologen internationaler Hilfsorganisationen arbeiten und damit eine hochqualifizierte Ausbildung gewährleisten können. Nach zwei Jahren wird das Schlussexamen abgelegt.[1] Das Sammeln von Spendengeldern und Recruitment von Fachärzten, die in der Ausbildung der Studenten unentgeltlich tätig sein wollen, gehört ebenso zu den Zielen der Organisation.

Das bis 2017 gesteckte Ziel ist die fundierte Ausbildung von 30 Fachkräften für die dörflichen Krankenstationen und Hospitäler. 2011 startete das Programm mit zwei Studenten, 2013 waren es bereits 19, die meisten von ihnen CHO's. Für das Jahr 2014 sind weitere zwölf Bewerber ausgewählt worden. Die häufigsten Operationen waren die Versorgung von Leistenbrüchen aller Arten, Kaiserschnitte und explorative Laparatomien. Die in Masanga unterrichtenden Fachärzte kamen aus Norwegen, Dänemark, den Niederlanden und England.

Auch das Serabu Hospital ist eines der begehrten Krankenhäuser für die Ausbildung, im Vergleich zu den Ausbildungsgegebenheiten in Deutschland ist die OP-Frequenz im CapaCare-Kontext weit höher durch die Zuteilung lediglich eines oder zwei Studenten zu dem ausbildenden Chirurgen oder Gynäkologen, sodass ein intensives Training nicht nur im OP, sondern auch in der täglichen Visite auf Station in der Erarbeitung von Therapiekonzepten und deren Überprüfung gewährleistet ist. Für die ausbildenden Ärzte ist es eine Freude, diese überaus motivierten und einsatzwilligen Studenten zu erleben. Insgesamt ist das Projekt in hohem Maß sinnvoll und effektiv, das Ziel, mittels einer exzellenten Ausbildung die Selbstständigkeit und Kompetenz im Gesundheitssystem Sierra Leones zu fördern, ist hier sichtbar erfüllt.

www.capacare.org
Kontakt: post@capacare.org
IBAN: NO65 1503 0369 642
BIC: (Swift-address): DNBANOKKXXX

---

[1] Stand vor Ausbruch der Ebolaepidemie

Epilog

Die Farben Afrikas – wollte man sie malen, so bräuchte man
Schwarz – für den schwarzen Kontinent, für die Schönheit der
Gesichter, wobei nicht schwarz gleich schwarz ist: ein sambisches
Gesicht ist dunkler als eines aus Lesotho.

Schwarz für die Federn des rotäugigen Vogels, der im Mango-
baum sein Nest baut, glänzend und glatt sein Gefieder
Käferschwarz, auf flinken Beinen.

Ein rostfarbenes Rot für die rote Erde – Eisenoxid – das sein
Leuchten intensiviert, wenn die Sonne niedrig steht, das in der
Trockenzeit alles mit einem Hauch von rotem Staub überzieht. Ein
von unten nach oben blasser werdendes Erdrot, in dem die weiß
getünchten Häuser nach dem Regen stehen.

Ein tanzendes, vergnügtes Rot, das aus buntem Kleiderstoff
winkt, in Gesellschaft all der anderen Farbgeschwister, und aus
der Musik, die zum Tanzen lockt und nicht einmal dann traurig
klingt, wenn es um Tieftrauriges geht.

Ein samtig dunkles Rot für die Wärme und Zärtlichkeit, für
die Gastfreundschaft, die Tapferkeit und die endlose Geduld, zu
warten.

Das kesse Ringelbraunweiß der Stachelschweinborste und die
scharfe Spitze daran für den Mut, Fragen zu stellen, und auszu-
sprechen.

Ein geheimnisvolles Grünblau im Dunkel mit roten Leuchttupfen für die Stimmen der Frösche und Grillen in der Nacht, solche, die wie rostige Schaukeln klingen, jene, die leise beginnen, lauter und höher werden bis zu einer kleinen Pause... und wieder von vorne beginnen – die vielstimmige Nachtsymphonie.

Ein lustiges Gelbgrünblaurot für die selbstgebastelten Einbände der Patientenakten – mal aus alten Getränkekartons, mal kollagiert, mal fein, mal knittrig und rotbestäubt, aber immer kreativ.

Ein Silbergrau für die langen Wimpern der Giraffe, ein Betongrau für die massige Gestalt des Nashorns.

Ein sonniges Gelb für das Lachen der Kinder.

Ein blasses, schweigendes Gold in Gedenken an die unzähligen Kinder, die nicht leben konnten oder durften.

Ein kühl-frisches Weißblau oder Türkis für die Türen in einem der feineren, aus Stein gebauten Häuser.

Ein Ultramarin der feinsten Sorte für den hohen, weiten Himmel, der sich über das Buschland spannt.

Ein kreischendes Grün für die jungen Maispflanzen, die neben Erdnussblättern und Kassavakraut aus der roten Erde sprossen.

Ein quietschend helles Grün für den an der Mauer klebenden Gecko, den fleißigen Mückenfänger.

Ein schartiges, runzliges, getüpfeltes Grün für die Früchte, mit und ohne Stacheln, herb und süß und mild und scharf.

Ein Giftgrün für Korruption und Unmäßigkeit, für den Aberglauben, der nicht zögert, Menschen zu opfern, damit die Geister zufrieden sind, ein tödliches Grün, fast schwarz.

Ein schreiendes Rot für all die zu stellenden Fragen: jene, auf die es keine Antwort gibt, jene, die lächerlich klingen, und jene, deren Beantwortung uns die Schamröte ins Gesicht treiben könnte.

Ein zorniges Rot für all die Tränen – man könnte meinen, die Taschentücher der Engel seien so nass geweint, dass es sogar in der Wüste regnen müsste.

Ein dunkles Violett, matt und glanzlos, für den Wert eines Menschenlebens – wie leicht es sich hier stirbt, wie leicht ein Leben aufgegeben wird.

Ein nichtssagendes, müdes Grau für die Resignation.

Ein untiefes Blau, gefährlich und kalt, für das Meer, das große Grab der Fliehenden, der Hoffenden.

Ein unerträgliches Rot für all den Schmerz, den durch Gewalt und Nachlässigkeit, durch Ignoranz und Schlamperei, Egoismus und Machtmissbrauch zugefügten, unerträglich in Form und Farbe und Ton.

Ein tiefes Blau, ein schweigendes Rot und
Weiß für die Stille.

Das Stillsein aus Berührtsein.

Das Umantwortringen.

Das Beschämtsein.

Und ein Schimmer von zarthellem Grün für die Hoffnung auf einen oder eine, der oder die wahrnimmt, aushält, sich zuwendet, tröstet, hört, hinsieht.

Wie ist Afrika? Feinsinnig und brutal, abstoßend und voller Wunder, gewalttätig und zärtlich, trocken und feuchtwarm, weich und voller Stacheln, voller Tod und hinreißend lebendig.

So ist es und verlangt ein weites Herz und dass das Schlimme nicht das Wunderbare überwachsen darf. Und es verlangt das „trotzdem", trotz allem für Afrika zu sein und für seine Menschen, denn in jedem Einzelnen liegt ein Samenkorn Hoffnung für die Zukunft dieses Kontinents.

Unterwegs in...

Unterwegs in der Türkei
Strände, Säulen, Minarette
Karl Plepelits
228 Seiten, Softcover
ISBN: 978-3-86963-380-0

Unterwegs in Ghana
Reiseroman
Patricia Scherer
Softcover, 152 Seiten
ISBN: 978-3-86963-382-4

Unterwegs in Tadschikistan
Reiseroman
Sonja Bill
Softcover, 120 Seiten
ISBN: 978-3-86963-376-3

Unterwegs in Libyen
Reiseroman
Karl Plepelits
Softcover, 208 Seiten
ISBN: 978-3-86963-373-2

Unterwegs mit dem Gleitschirm
Für Bergfreunde, Abenteurer,
Naturliebhaber und Flieger
Zieres – Huthmacher – Blaas
Softcover, 168 Seiten
ISBN: 978-3-86963-363-3

Unterwegs in Ägypten
Reiseroman
Karl Plepelits
Softcover, 248 Seiten
ISBN: 978-3-86963-350-3

Unterwegs in Botswana
Reiseimpressionen
Sabina Gebauer
Softcover, 156 Seiten
ISBN: 978-3-937439-80-8

Unterwegs nach Albanien
Der Gastfreund
Arthur Fürnhammer
Softcover, 144 Seiten
ISBN: 978-3-937439-76-1

Unterwegs in Marokko
Reiseroman
Karl Plepelits
Softcover, 196 Seiten
ISBN: 978-3-86963-381-7

Unterwegs in Kuba
Reiseimpressionen
Sabine Ludwig
Softcover, 124 Seiten
ISBN: 978-3-937439-64-8

Unterwegs in Peru
Geschichte einer Auswanderung
Christine Rosenthal
Softcover, 312 Seiten
ISBN: 978-3-937439-40-2

Unterwegs in Nicaragua
Und Esmeralda tanzte
Monika Höhn/Michael Höhn
Softcover, ca. 100 Seiten
ISBN: 978-3-937439-45-7

Unterwegs am Mekong
Eine Reise durch Burma • Laos
• Vietnam • Kambodscha
Sabine Ludwig
Softcover, ca. 134 Seiten
ISBN: 978-3-937439-52-5

Briefe aus Tansania
Dr. med. Bruno Runge
Softcover, 140 Seiten
ISBN: 978-3-937439-41-9

Unterwegs am Nil
Eine Reise durch Ägypten im arabischen
Frühling
Karl Plepelits
Softcover, 120 Seiten
ISBN: 978-3-86963-361-9

Unterwegs in Spanien
Fiestas, Pilger, Kathedralen
Karl Plepelits
236 Seiten, Softcover
ISBN: 978-3-86963-351-0

Unterwegs in Lateinamerika
Cuba • Ecuador • Baja California
Sabine Harling
192 Seiten, Softcover
ISBN 978-3-86963-356-5

Iatros-Verlag & Services GmbH
Kronacher Straße 39, 96242 Sonnefeld – Gestungshausen
Tel.: (0 92 66) 79 29 002, Fax: (0 92 66) 7929981
www.iatros-verlag.de, info@iatros-verlag.de